EL ARTE DE CONSERVAR LA SALUD Y

PROLONGAR LA VIDA

A mi familia y para todos los que siguen buscando

ÍNDICE

Introducción 5

PRIMERA PARTE
EL ARTE DE PROLONGAR LA VIDA

1.1. Aprender a vivir 7
1.2. El buen gobierno de las seis cosas naturales 9
1.3. Buscar lo significativo y desacostumbrado 11
1.4. El inexorable paso del tiempo 16
1.5. Las teorías sobre el envejecimiento 20

SEGUNDA PARTE
LA BÚSQUEDA DE LA LONGEVIDAD

2.1. Caminando entre hormonas 25
2.2. El sistema hipotálamo hipofisario: nuestro reloj biológico 30
2.3. El desequilibrio hormonal: aspecto clave del envejecimiento 37
2.4. Hiperinsulinemia: la llave común del envejecimiento 39
2.5. Relación entre la hormona de crecimiento y la insulina 44
2.6. El cortisol y la resistencia a la insulina 48
2.7. Factores holísticos del envejecimiento 53
2.8. Los marcadores biológicos del envejecimiento 56

TERCERA PARTE
ENVEJECIMIENTO Y ENFERMEDADES DEGENERATIVAS

3.1. La inflamación y las enfermedad cardiovascular 69
3.2. La inflamación y la resistencia a la insulina 71
3.3. Afectación vascular generalizada: enfermedad cerebral y cardiaca 74
3.4. La inflamación y el "nudo cerebral": la enfermedad de Alzheimer 82

CUARTA PARTE
EL TESORO DE LA SALUD A TRAVÉS DE LA ALIMENTACIÓN

4.1. La prescripción dietética para el control hormonal 90
4.2. Neurotransmisores cerebrales y su relación con la dieta 97
4.3. La importancia del equilibrio ácido base en el metabolismo 101
4.4. El riñón: clave del balance ácido base 104
4.5. Recomendaciones para corregir la acidosis 106
4.6. Modificación de la alimentación con el cocinado 109
4.7. La epidemia de la obesidad 116
4.8. Las alteraciones hormonales y la obesidad 120
4.9. La glucemia en sangre y la obesidad 122
4.10. Grasas trans: ¿son tan perjudiciales? 125
4.11. Las proteínas: las grandes aliadas 132

APÉNDICES

Los beneficios del ejercicio físico 139
Agradecimientos 156
Bibliografía 157

INTRODUCCIÓN

Durante mis años de formación en medicina, he conocido a compañeros que han significado mucho para mí. Cada enfermo abría en nosotros un diálogo interior. Nuestro jefe médico, a pesar de su escepticismo, sabía ver la vaciedad bajo las formas más engañosas y siempre, siempre, recurría como mejor herramienta diagnóstica a una detallada historia clínica. Creo que cualquier terapeuta debería tener un profesional de control para obtener otro punto de vista. Trabajar en equipo equilibra cualquier forma de trabajo. Sabíamos que trabajando unidos, la oscuridad no se extendería entre nosotros.

Intencionadamente no soy una persona dogmática frente al paciente; frente al individuo, no hay para mi más que la comprensión. Antes de enfrentarme a un enfermo, siempre me pregunto qué significa su enfermedad y qué es lo que ha provocado el desequilibrio. Si no encuentro ningún factor causal, no tengo un buen punto de partida, pero sé que la clave para la recuperación radica en preocuparse por él.

Me asusta pensar que en el mundo occidental, nuestra conciencia se identifica exclusivamente con la razón: la falsa creencia de que "no hay nada más grande que el hombre y sus conocimientos". El problema es que a veces se aceptan como verdades incuestionables, especulaciones que se limitan a horizontes cada vez más estrechos. Nos ceñimos a un círculo muy restringido; a un limitado punto de vista. Todo esto, constituye en sí mismo una amenaza para nosotros y significa que seguimos creyendo en el "fenómeno de los gigantes[1]": la hipertrofia de la razón.

---

[1]. *En su célebre afirmación Bernardo de Chartres nos invita a dialogar con los clásicos: "Somos enanos a hombros de gigantes". De esta manera, vemos más y más lejos que ellos. Nos sostienen en el aire y nos elevan con toda su altura gigantesca».*

La era de la información seguirá aumentando y nos brindará un mayor número de tratamientos disponibles; esto complicará la forma en la que debemos aplicarlos. Los pacientes informados buscarán médicos competentes que les ayuden a navegar entre las innumerables opciones terapéuticas. Nos exigirán a los médicos que conozcamos los mecanismos de curación innata del cuerpo y la importancia de fomentar un adecuado estilo de vida para crear salud. Esto, sin duda, incluye el conocer de forma adecuada la nutrición indicada para cada trastorno, el uso racional y apropiado de complementos vitamínicos, así como una tabla de ejercicios apropiada para cada condición.

En nuestro sistema médico convencional hemos llevado al paciente a nuestro ámbito de pensamiento, diciéndole lo que necesita. Nos olvidamos con frecuencia de preguntar sus necesidades reales antes de darles lo que sabemos. Por ello, creo que adquirir la capacidad para integrar los métodos de restitución de la salud de diversas culturas, puede ayudarnos a los sanitarios a brindar distintas opciones de tratamiento a los pacientes. Para seguir avanzando, muchas veces debemos desechar las opiniones adquiridas y desarrollar nuestra propia experiencia. Y pensar en los demás para ayudarnos a nosotros mismos. Porque sólo cura el que estuvo herido.

PRIMERA PARTE
EL ARTE DE PROLONGAR LA VIDA

1.1 Aprender a vivir

"He aprendido a vivir; prolongadme oh dioses, el tiempo"
Goethe

Desde hace más de una década, aparte de ejercer la medicina clínica, dedico parte de mi tiempo de ocio a leer historia de la medicina y fisiología general. Mi apetito por conocer nuevos puntos de vista sobre el tratamiento de las enfermedades, me obligó a leer libros que dejaron una profunda impronta sobre mi persona: Aforismos de Hipócrates y Opera Omnia de Paracelso, fueron dos de esos libros de cabecera fundamentales.

Tanto los pensadores de la antigua Grecia como los de la antigua China, sostenían como concepto central que los opuestos están interconectados y que dependen uno del otro para complementar su respectiva existencia. Según estos maestros, no debemos contar con un estado permanente de las cosas en ningún momento de la vida, y por eso debemos esforzarnos en comprender **la naturaleza del cambio** durante el paso del tiempo.

El equilibrio necesario para un buen funcionamiento de un ser vivo, se consigue a través del cambio constante; pero esto precisa ajustes una y otra vez. A pesar del cambio constante, el mundo natural permanece ordenado. Por eso, la mejor forma que tenemos los humanos de sobrevivir, es hacerlo en armonía con las leyes naturales.

Los intentos de alargar la vida, se remontan a los comienzos de la propia humanidad, porque no hay nada más valioso en la tierra que la vida misma. La historia de la civilización ha visto aumentar la esperanza de vida de forma paralela al desarrollo industrial y científico. Hemos pasado de tener una esperanza de vida media tan breve como los treinta años en la Edad Media, hasta el promedio actual de los ochenta.

Ya desde los primeros tiempos, los griegos se preguntaban qué es lo que proporciona a los hombres un buen estado de salud, un estado de salud óptimo para luchar y combatir la enfermedad.

Alcmeón de Crotona, un siglo antes que Hipócrates, fue quien prescindió de la doctrina jónica de la *arché*[2] y la sustituyó por la de los principios activos o cualidades -*dynámeis*-, que se presentan como los estímulos capaces de producir en el organismo humano una determinada reacción fisiológica. Estas *dynámeis* eran: "lo frío", "lo caliente", "lo seco" y "lo húmedo". Siguiendo esta misma línea, serán a continuación los médicos de la escuela itálica quienes atribuyan a las *dynámeis* una relación de pertenencia con los primitivos elementos jónicos: lo seco a la tierra; lo húmedo al agua; lo frío al aire, y lo caliente al fuego. Las *dynámeis* son la forma específica del universo, y como tal, se manifiestan en el organismo humano e influyen en él.

Asumir esta teoría, significaba para la medicina aceptar que el hombre, como parte integrante de esa naturaleza universal, estaba compuesto también por esos cuatro elementos y, en consecuencia, los diversos estados del ser humano y de su salud dependerían del equilibrio (isonomía) de los mismos, suponiendo su desequilibrio como el origen de los desórdenes y de la enfermedad.

---

[2]. *Arché (o arjé del griego, significa principio u origen) en la antigua Grecia significaba el comienzo del universo o el primer elemento de todas las cosas. Tales de Mileto argumentaba que el arché era el agua.*

A la naturaleza le gusta el equilibrio, por lo que cada cosa debe encontrarse "en su justa medida": tan malo puede ser un exceso de algo bueno como la extremada escasez de algo malo.

Los médicos de la Escuela de Cos asumieron la **doctrina del desequilibrio** como causa de la enfermedad. Al mismo tiempo, propusieron la sustitución de la teoría de los elementos por la de los humores. Así pues, y partiendo de la inviabilidad de la doctrina de los opuestos para explicar el origen de la enfermedad, el calor y el frío pasaron a ser principios secundarios, mientras que lo ácido, lo salado, lo dulce y otros humores, no definidos en número, fueron contemplados por los médicos hipocráticos como principios básicos, de cuya mezcla y combinación equilibrada dependerá el mantenimiento de la salud.

1.2. El buen gobierno de las cosas naturales

Según el libro de los pronósticos de Hipócrates, **la prolongación de la vida** depende del buen gobierno en las seis cosas naturales que son: el aire, la comida y bebida, la evacuación-eliminación, el movimiento y quietud, el estado de sueño y vigilia, y el ánimo.

Todos estos elementos que son necesarios "gobernar" para conseguir un buen estado de salud, son los que contempla lo que hoy conocemos como medicina integrativa. Esta integración implica buscar un equilibrio entre Naturaleza-Cuerpo-Mente y exige la participación activa del paciente.

Para Hipócrates, la medicina surgió de la necesidad que tuvo el hombre de evitar los males que padecía en su organismo; encontrándose el origen de los mismos en los problemas de adaptación a las difíciles condiciones del medio ambiente en el que vivía.

El logro de este principio de adaptación al medio, surgirá de un lento proceso en el que jugarán un papel trascendental dos factores: la **alimentación y el fortalecimiento físico**.

El hombre se dio cuenta de que determinados alimentos, que también comían otras especies animales, no eran aptos para su naturaleza. De esta manera aprendió a cocinarlos para hacerlos más digeribles por organismo y evitar los males que le causaban en su estado natural. De forma simultánea, comprobó cómo los mismos alimentos no sentaban bien a todos los hombres por igual, sino que la constitución de cada ser humano, y el nivel de su estado de salud, exigían un tratamiento especial en cada caso; y así es como se diferenció **la dieta de los hombres sanos de la dieta de los enfermos**.

Por otra parte, las rigurosas condiciones establecidas por el medio ambiente físico en el que vivía, planteaban al hombre la necesidad de lograr una perfecta adaptación al mismo, dominando y manipulando con destreza los utensilios. El descubrimiento de esa estrecha relación que se establece entre la alimentación y el ejercicio físico, surge como consecuencia de una minuciosa observación de la naturaleza. Esta exigencia obliga al hombre a mantener una adecuada relación entre alimentación y ejercicio físico, descubriendo que el logro de un equilibrio entre ambos, será el pivote básico alrededor del cual ha de girar su salud.

Por ello, para Hipócrates es fundamental: "vivir con alegría moderada, no hacer cosa que no se pueda volver a hacer, comer para vivir, y no vivir para comer".

Y en cuanto al elemento "aire", Hipócrates aconsejaba: "siempre hay que pensar sobre el temperamento del lugar en el cual se habita, porque lo demás es vivir a ciegas y lo primero es conocer el lugar en que uno vive y sus condiciones".

Según el tratadista y arquitecto romano del siglo I a. C, Vitrubio, antiguamente cuando había que edificar algún pueblo o ciudad para ver si el sitio era sano, esparcían las reses por todo el campo y las dejaban pacer por algún tiempo. Después las mataban y miraban con atención su corazón y entrañas para ver si las hallaban sanas.

Todo esto influye sobre la naturaleza y el ser vivo, por lo que sería prudente no ignorarlo.

1.3. Buscar lo significativo y lo desacostumbrado

Todo sucede por alguna razón. Si se desea ejercer cierto control sobre lo que está ocurriendo, debemos comprender las razones ocultas que lo causan.

Leibniz

En el año 2007 inicié parte de mis investigaciones sobre la posibilidad de un origen común de ciertas enfermedades y la fisiología del envejecimiento. En la actualidad, numerosos tratamientos inmunosupresores y tratamientos biológicos frente a dianas o marcadores celulares específicos, se presentan como soluciones definitivas para enfermedades autoinmuninitarias y para algunos tipos de cáncer. Sin embargo, en muchas ocasiones, las promesas no van seguidas de hechos. Nuestro desconocimiento sobre las causas originales de algunas patologías frecuentes (Alzheimer, obesidad, hipertensión, cáncer) provoca, en más ocasiones de las deseables, el fracaso terapéutico. Habitualmente en la práctica clínica, nos ocupamos de tratar al paciente "x" de acuerdo con una larga lista de diagnósticos y síntomas. Desconocemos cómo prevenir ciertos estados morbosos y cuando se producen, el tratamiento resulta insuficiente. Es importante que recuperemos una asistencia centrada en la relación con el paciente y que integre métodos estándar y otros complementarios para el tratamiento y la prevención.

Deberíamos esforzarnos en ahondar sobre los mecanismos iniciales que producen una disfunción para que el tratamiento aplicado sea más eficaz, e intentar mejorar la importante relación entre médico y paciente como un aspecto central de la curación.

Es importante comprender las ventajas y las limitaciones de nuestro sistema de medicina científica actual, para entender que la ciencia por sí misma, no cumplirá con todas las complejas necesidades de nuestros pacientes. Además, el restablecimiento de la salud siempre es posible, aun cuando no lo sea la curación. Porque si ignoramos la **"restitución de la salud",** la curación probablemente no perdurará, o surgirá otra enfermedad que puede no tener cura.

Los dogmas en salud no existen. Si un médico dice que sigue estrictamente tal o cual procedimiento, considero que tiene más posibilidades de cometer un error diagnóstico o terapéutico. Sin duda, es más beneficioso tratar a los pacientes de la manera más individualmente posible, dado que la resolución de problemas siempre es algo personal. Además, **restituir la salud no equivale a curar**, es mucho más que eso. Podemos controlar la diabetes de un paciente sin mejorar su salud. La restitución de la salud implica conseguir un bienestar físico y mental, y no la falta de síntomas. Para alcanzar este objetivo, debemos orientarnos a buscar el equilibrio tan alabado por Aristóteles, al que se refería como **"el dorado equilibrio"** y la mejor forma parece hacerlo a través de una mejora en la dieta, el ejercicio físico y mitigando el estrés.

Recuerdo muy bien la historia del paciente donde logré ver claro el trasfondo y lo absurdo de las ideas fijas, así que lo detallo a continuación.

Caso clínico: la menopausia y la diabetes

Un día acudió a mi consulta una paciente de 52 años desesperada por el mal control en su diabetes. Tenía una hemoglobina glicosilada (hbA1c)[3] de 9. La habían atendido varios especialistas, pero no conseguía controlar sus niveles de azúcar en sangre de ningún modo, a pesar de un esfuerzo contante en su dieta y su buena adherencia al tratamiento. La preocupación de la paciente aumentó cuando desarrolló hipertensión arterial y cuando sus riñones comenzaron a dañarse. Estaba recibiendo diuréticos, un antagonista del calcio y un inhibidor de los receptores de angiotensina (Ara II), pero su tensión arterial seguía elevada. No podía recibir tratamiento beta-bloqueante por miedo a presentar hipoglucemias, así que el caso, parecía de difícil solución.

Comencé a remontarme a su historial años atrás, cuando comenzó su enfermedad. Había tenido su debut diabético a los 37 años, tras el nacimiento de su tercer hijo. Tenía un sueño muy fragmentado por las noches, porque el bebé padecía el cólico del lactante. Había sido una época muy dura para ella. Coincidiendo con esta situación, comenzó a ganar kilos sin haber aumentado la ingesta ni cambiado sus hábitos. A los pocos meses, comenzó a notar una sed más acusada de lo normal con unas necesidades continúas de ir al baño. Su azúcar en sangre cuando la diagnosticaron era de 320 mg/dl. Sólo una hermana de su madre había padecido diabetes, pero cuando ya había cumplido los setenta años.

Estuvo bien controlada con metformina y una insulina de larga acción que se inyectaba por la noche, aunque seguía engordando y en la actualidad pesaba 80 kilos,

---

[3]. La prueba de la hemoglobina glicosilada A1c es una prueba de sangre de rutina que mide el control glucémico del paciente diabético en los últimos tres meses. Los valores normales, para considerar un control óptimo de la enfermedad, son de una HbA1c<7.

con una estatura de 1,65. Tenía un índice de masa corporal (IMC) de 29,4 cuando lo normal, si no existe sobrepeso, es tenerlo por debajo de 25.

En la historia de esta paciente, se habían pasado por alto dos situaciones trascendentales en su vida:

La primera, los cambios hormonales que se produjeron durante el embarazo. A consecuencia del estado de **hiperestrogenismo del embarazo**, desarrolló una resistencia insulínica inicial, que fue el caldo de cultivo perfecto para que más tarde, la paciente, ante una situación de estrés permanente, hubiese desarrollado diabetes.

En segundo lugar, al componente de resistencia insulínica inicial, se había sumado el **desequilibrio hormonal de la menopausia,** que causa una mayor resistencia a la insulina.

Los controles de azúcar habían empeorado notablemente, y además, su prehipertensión se había convertido en una hipertensión arterial. Los malos controles se debían, sin duda, a un componente deficitario hormonal propio de la edad (climaterio) que predispone al desarrollo de enfermedades cardiovasculares.

Cómo es bien sabido, no hay demasiados médicos partidarios de la terapia de sustitución hormonal durante la menopausia, debido a que no está exenta de efectos secundarios, así que el enfoque de la terapia tenía que ser otro.

Los síntomas que había notado la paciente coincidiendo con el climaterio eran una continua irritabilidad, cierta tristeza, fragmentación del sueño y en los últimos meses, cefalea, debido al aumento de la tensión arterial.

Había que deshacer el bucle, y todo me llevaba a intentar aminorar la sintomatología derivada de la caída de estrógenos que acompaña a la menopausia.

Decidí iniciar un tratamiento con ISRS (inhibidor selectivo de la recaptación de serotonina) para aminorar la irritabilidad y la tristeza.

Inicié el tratamiento con la mitad de dosis y le aconsejé que aumentase el tratamiento a los diez días y después, volvería a verla en un mes. Con respecto a la tensión arterial, le indiqué un "diurético de rescate" que se usa para situaciones en las que la tensión arterial rebasa determinados límites. Le aconsejé que ante cualquier efecto no esperado de la medicación, sería prudente que me llamase. No tuve noticias de ella hasta la siguiente visita. Había entrado en la consulta esbozando una sonrisa. Traía en la tarjeta sus glucemias y sus tensiones apuntadas. Se encontraba francamente mejor. Refirió que los primeros días estuvo a punto de llamarme, porque notó mayor inquietud, pero que desapareció a la semana del tratamiento. Comenzó a dormir y su estado anímico claramente había mejorado. Pero estaba muy sorprendida, más que yo, porque sus tensiones arteriales se habían normalizado y no estaba tomando el diurético. Además, sus glucemias, que antes oscilaban entre 250-300, estaban todas por debajo de 200 mg/dl.

Los siguientes meses fuimos ajustando la medicación antihipertensiva. Decidí mantenerla con una dosis baja de Antagonistas de los receptores de angiotensina (Ara II); con eso sus controles eran óptimos y sus niveles de glucemia en sangre se habían estabilizado.

La conclusión: **¿un antidepresivo que ayuda a controlar la hipertensión arterial y la glucemia?** Mucho más que eso…

A raíz de este caso, comencé a sospechar que estábamos infraestimando e infratratando las disfunciones hormonales y las alteraciones del sistema nervioso que se producen con el embarazo, la menopausia y con el envejecimiento normal.

Así que necesitaba ahondar en este tema. Estaba convencida de que detrás de esta puerta, había muchas llaves.

Recordé entonces algunas máximas de Paracelso:

"No es posible alcanzar habilidad alguna sobre las enfermedades sin un perfecto conocimiento del origen. Cuando hayáis percibido bien esto, os será fácil ir conociendo todas las causas..."

"Por eso el médico es médico, por la medicina y no sin la medicina. De lo que se deduce que su estudio, está en la observación de los hechos. Porque la razón actúa por la verdad y se basa en la experiencia. El médico es servidor y ministro de la naturaleza, por lo que debe hacerse en concordancia al conocimiento del mundo. Y en él, y por él, el conocimiento del hombre"

La explicación a la mejora en el control tensional y de glucemia de la enferma, lo argumentaré más detalladamente en los siguientes capítulos, al profundizar sobre el tema de la resistencia insulínica y el envejecimiento hormonal.

1.4. El inexorable paso del tiempo

En el mundo ya viven casi cien millones de personas mayores de 80 años. Sí, al parecer, la tierra se está llenando de gente. Ni siquiera los centenarios son ya una excepción: hay más de 200.000. No tenemos mucha experiencia en esto de envejecer durante años y años. Pero empieza a haber distintas teorías sobre un aumento de la longevidad saludable. Una de las teorías más populares sostiene que el éxito del envejecimiento no está determinado por lo genético, sino, sobre todo, por los hábitos de vida, concentrados especialmente en garantizar un buen funcionamiento del sistema hormonal, el corazón, el cerebro, y los huesos.

La **enfermedad cardiovascular** es la primera causa de muerte en todo el mundo y los factores de riesgo que la provocan son la edad, la hipertensión, el colesterol, la diabetes, la obesidad, el tabaco y el estrés. Aunque la **edad y el estrés** son, probablemente, los factores de riesgo más importantes.

A pesar de que hay medicamentos que disminuyen la tensión arterial, la diabetes y el colesterol, es todo un arte lograr que el paciente se vaya de la consulta de un médico con pocos medicamentos y esto, podemos conseguirlo, haciendo mucho énfasis en los cambios de hábitos de vida.

Un ejemplo: a los tres meses de dejar de fumar, una persona gana en resistencia física, disminuye su tensión arterial y el colesterol. Lo mismo podría decirse si se adquiere una dieta saludable y se realiza actividad física y mental.

En realidad, todos los que valoramos la salud, buscamos lo mismo: un envejecimiento sano y exitoso. Una crítica al concepto de **envejecimiento exitoso** es que responsabiliza a cada individuo de su vida, cuando hay millones de personas en el mundo inmersas en la pobreza. Esas personas no pueden decidir absolutamente nada sobre sus vidas. Pero los que sí pueden decidir, tienen en sus manos poder lograr el bienestar físico, espiritual y mental.

Hemos hablado sobre la posibilidad real de cambiar los hábitos de vida para preservar la salud: una dieta saludable, hacer ejercicio físico y evitar el estrés. Todos estamos de acuerdo en aminorar el estrés, en la medida de lo posible, dado que siempre es un agravante. Es importante hacer yoga, relajación, meditación e intentar tomarse las cosas con calma. Y al igual que dice el personaje cómico en Fausto: "Interpretar con ánimo y gracia el conocido tañido de la lira". ¿Será eso posible? Habrá que intentarlo... Es una cuestión de vida.

Personaje Poeta

Devuélveme entonces ese tiempo en el que yo estaba aún en formación, cuando nacía siempre un manantial de cantos que salían en tumulto...

No tenía nada y, sin embargo, nada me faltaba: el anhelo de verdad y el placer por la alucinación.

Devuélveme el empuje desatado, la profunda y dolorosa alegría...y el poder del amor, ¡devuélveme mi juventud!

Personaje Cómico

Amigo, sólo necesitarías la juventud si los enemigos te acosaran en los combates; si adorables muchachas se colgaran con fuerza de tu cuello...

Si después del torbellino de la danza, pasaras la noche bebiendo.

Pero hoy, viejo señor, sólo tienes que interpretar con ánimo y gracia el conocido tañido de la lira y, vacilando en dulce errar, avanzar hacia la meta que tú mismo te has impuesto; pero no por eso te admiramos menos.

No es que, como se dice, la vejez nos haga niños, sino que nos alcanza siendo aún auténticos niños.

Fausto (Goethe)

Existe otro tema que es consustancial al paso del tiempo y también nos preocupa: **los cambios fisiológicos hormonales asociados al envejecimiento.** Así que nos hacemos la siguiente pregunta: ¿Hay que intervenir?

Es conocido por todos que cuando envejecemos, tendemos a disminuir las horas de sueño. Lo que muchos desconocen es que acortar las horas de sueño, ayuda a provocar disfunciones en el sistema hormonal (afecta la insulina, el cortisol y la hormona del crecimiento), agravando las alteraciones en la comunicación de estos sistemas hormonales que ya de por sí existen con el envejecimiento. Todo ello predispone a padecer resistencia a la insulina, diabetes, obesidad y enfermedades cardiovasculares.

Según el endocrinólogo Shahrad Taheri de la Universidad de Bristol, **el sueño insuficiente,** además de estimular el deseo de alimentos ricos en calorías, pone en marcha un círculo vicioso: provoca fatiga, lo que reduce la actividad física, que a su vez, reduce el gasto energético y conduce a la obesidad, que por sí misma deteriora el sueño.

Los estudios de otros muchos expertos, como Eve Van Cauter, de la Facultad de Medicina de la Universidad de Chicago, están empezando a aportar algunas claves para entender cómo la alteración hormonal es la causa principal de todos los síntomas y trastornos de la falta de sueño, desde la irritación y la falta de memoria, a la hipertensión y el envejecimiento acelerado.

La secreción elevada de cortisol, un mecanismo defensivo ante la agresión que se asocia a la **falta crónica de sueño,** podría, además, causar el daño de las células cerebrales y del sistema inmunitario, aumentando la vulnerabilidad a las infecciones y a otras enfermedades.

Parece que la biomedicina empieza a tomarse en serio el estudio del sueño y de las alteraciones hormonales asociadas al envejecimiento. Por diversas razones, durante mucho tiempo la medicina se ha desentendido de la fisiología del sueño y se ha centrado en el estudio de los trastornos de la vigilia. Hasta hace poco, la ciencia no había sabido otorgarle el papel central que merece en el contexto de la promoción de la salud y la prevención de enfermedades. Las cosas, sin embargo, han empezado a cambiar y sobre el sueño, o mejor dicho, sobre la falta crónica de sueño, están empezando a caer responsabilidades inimaginables hace unos años. Dormir poco y/o mal es un factor de riesgo de múltiples problemas de salud, que van más allá de la simple fatiga.

Queda mucha investigación básica por hacer, pero también muchos estudios clínicos y, sobre todo, una gran tarea de divulgación de la higiene del sueño, para deshacer ciertos mitos (por ejemplo, que los ancianos tienen que dormir menos) y alertar de los peligros que implica acortar las horas de descanso nocturno.

El sueño, igual que la dieta sana y el ejercicio regular, es uno de los pilares de la salud y, como dijo Shakespeare, "el principal alimento de la fiesta de la vida".

1.5. Las teorías sobre el envejecimiento

Un mundo de antagonismos en el que la vida es un nacer para morir. Las maravillosas armonías de las leyes de la naturaleza, no parecen un acopio de casualidades sin orden ni sentido

Goethe

Alcanzar el Nirvana (libre de los dos opuestos), dice Oriente.

C. G. Jung

Una conservación óptima de la salud y su control, requiere la comprensión de los procesos de envejecimiento. El envejecimiento es multifactorial y no tiene un único mecanismo de control. Envejecer significa deteriorarse. Por contrapartida, lo que deseamos los humanos es poder valernos por nosotros mismos y conservar nuestra funcionalidad durante el mayor tiempo posible.

Múltiples estudios sugieren que los efectos del envejecimiento son extremadamente "plásticos" y varían de una persona a otra.

Llegados a este punto, nos encontramos dos frentes para evitar el deterioro físico y mental: "lo modificable y lo inmodificable". ¿Qué es lo inmodificable?: Sólo lo genético; todo el resto puede ser modificado.

Y aunque no podamos alcanzar la inmortalidad e intervenir en todos los factores que determinan nuestro estado de salud, sí podemos cambiar nuestro estilo de vida para equilibrar nuestro organismo y ralentizar el envejecimiento mediante una influencia directa sobre el sistema hormonal y el sistema cardiovascular.

Los efectos fisiológicos de las respuestas hormonales son un parte fundamental para comprender el equilibrio de un envejecimiento sano.

Sabemos que los sistemas hormonales están constantemente entregados a la misión de equilibrar el organismo. La antigua filosofía oriental abrazó el equilibrio entre las fuerzas opuestas para conseguir la longevidad. Curiosamente, el sistema endocrino se autorregula mediante ejes de pares de hormonas con efectos fisiológicos contrapuestos (insulina/glucagón, paratohormona/calcitonina, esstrógenos/progesterona)

Existen varias teorías que justifican el envejecimiento, y una de las teorías más atractivas afirma que existe un **mecanismo neuroendocrino del envejecimiento programado.** Según esta teoría existe un reloj biológico dentro del cerebro que pondría en marcha cambios hormonales según la edad. Sin embargo, si todos venimos programados ¿por qué algunas personas de la misma edad parecen jóvenes y otras tan viejas? Esto sugiere claramente que se puede hacer algo para modificar el reloj y envejecer más lentamente.

La teoría endocrina sobre el envejecimiento programado, puede ir ligada a la teoría de la **programación de la replicación del ácido desoxirribonucleico (ADN),** que afirma que el envejecimiento se debe a un progresivo **acortamiento de los telómeros.** Algunas investigaciones recientes sugieren que este proceso de replicación del ADN se halla controlado por la producción de factores de crecimiento (la insulina es uno de los más potentes). Cuanta más insulina se produce, las células son más estimuladas para crecer y sintetizar proteínas mediante la replicación del ADN (efecto mitógeno). Una forma eficaz de evitar el acortamiento del telómero sería conseguir **reducir un exceso de producción de insulina.** Así, mediante un buen sistema de control hormonal, lograríamos controlar la replicación del ADN, nuestra llave molecular.

Otro mecanismo de envejecimiento más reciente se centra en la producción de **radicales libres y el papel de los productos terminales avanzados de la glucosilación (AGE).** Siempre que se tengan niveles sostenidos de glucosa elevada en sangre, se generará una acumulación de proteínas modificadas, que producen un profundo impacto sobre la aceleración de enfermedades crónicas asociadas al envejecimiento. Estas proteínas modificadas por la glucosa (AGE) se adhieren con más facilidad a las arterias y capilares, provocando ateroesclerosis. En los pacientes con altos niveles de insulina, prediabéticos y diabéticos, se encuentran altos niveles de AGE.

Cualquiera de los mecanismos anteriormente citados puede explicar, al menos en parte, por qué envejecemos, pero no sabemos exactamente cuál es el verdadero reloj biológico.

El equilibrio de nuestro organismo depende básicamente de tres funciones: la alimentación, la transformación y la eliminación. Todo el mundo está de acuerdo en que limitar el consumo de calorías ralentiza el proceso de envejecimiento. Desde hace años, las investigaciones científicas afirman que comer poco es un buen seguro para llegar a la vejez.

Pero ¿por qué las dietas hipocalóricas se han asociado a la longevidad? Los científicos han encontrado una manera de prolongar la vida en los animales comiendo menos. Los experimentos de restricción calórica en los animales se vienen realizando hace más de 50 años con resultados siempre positivos.

En los años sesenta, un equipo de científicos españoles, presentó un experimento con dos grupos de personas de edad en una residencia de ancianos. Uno de los grupos comía de forma normal, mientras que el segundo recibía una dieta restringida en calorías. A lo largo de tres años el grupo sometido a la restricción calórica tuvo sólo la mitad de las cifras de enfermedad y la mitad de las cifras de mortalidad que el grupo que comía normal.

Parece pues, bastante plausible que la restricción dietética aumente la esperanza de vida en los seres humanos. Pero estos experimentos se hicieron basándose en una simple restricción de calorías, no con ninguna dieta en especial que evita ciertos alimentos. Probablemente, esta sea la clave de los buenos resultados.

Parte del éxito radica en que se necesita **mucha energía corporal para digerir la comida y almacenar el exceso de calorías,** y este proceso genera radicales libres y mayor producción de ácidos. Al reducir el número de radicales libres disminuye la tasa de oxidación en las células, lo que ralentiza el proceso de envejecimiento.

También se ha demostrado con la restricción calórica una mayor resistencia física con niveles juveniles de función y vitalidad en mamíferos de laboratorio de edad cronológica avanzada. Se ha comprobado que voluntarios que han mantenido largos períodos de restricción calórica, comparten muchas características fisiológicas comprobadas en estudios con roedores sometidos a este tipo de dietas y se ha objetivado, una importante mejora en los factores de riesgo cardiovascular. Uno de los mejores ejemplos de dietas hipocalóricas lo tenemos en los habitantes de Okinawa, en

Japón. Esta población tiene una esperanza de vida muy larga y un número excepcionalmente alto de centenarios.

Podemos afirmar que la restricción de calorías de la dieta es la única intervención conocida hasta la fecha, que ha demostrado prolongar la vida en mamíferos y retrasar el inicio de enfermedades relacionadas con la edad, incluso el cáncer y la diabetes.

SEGUNDA PARTE

LA BÚSQUEDA DE LA LONGEVIDAD

2.1. Caminando entre hormonas

Y os digo que ya que insistís en rechazar los conocimientos de otras culturas, debo admitir que lo hacéis, sencillamente, porque no los habéis estudiado ni comprendido.

Omnia, Paracelso

Todo el mundo está de acuerdo en que sólo existe una forma de ralentizar el proceso de envejecimiento: limitar el consumo de calorías. Esto en parte es debido a que al comer menos, se generan menos radicales libres y que en cierta medida, **la comida controla la producción hormonal.**

Numerosos estudios científicos avalan que los cambios en la edad van acompañados de cambios hormonales profundos. Parece que la mejor receta contra el envejecimiento o contra cualquier enfermedad degenerativa no es la aplicación de ningún tratamiento, sino conseguir, a pesar de la edad, **el equilibrio hormonal y un sistema inmunitario a pleno rendimiento.**

Sabemos que todo el sistema hormonal se halla controlado por el hipotálamo y la hipófisis, situados en lo más profundo del cerebro. Según la cultura oriental (tanto budista como la taoísta) la **glándula hipofisaria** es de una importancia máxima para la regulación de la mayor parte de los procesos vitales animo-vegetativos. De hecho, según las enseñanzas de varias escuelas del Tao, en la glándula hipófisis se halla la "vesícula germinal", que no es otra cosa que lo que conocen como "la flor de oro ", la "terraza de la vitalidad", el "atrio de una pulgada de la casa de un pie".

Para los taoístas el orden es el cuatro, y ese orden en el hombre lo representa la hipófisis, que a veces simbolizan a través de un mándala. **"Mándala"** es una palabra de origen sánscrito que quiere decir "círculo"; aunque pueden tener forma de cruz, o de flor, con una clara propensión al cuatro, que recuerda la "tetrakys pitagórica".

Los mándalas no están sólo expandidos por todo Oriente, sino que también se hallan extendidos entre nosotros desde la Edad Media en los rosetones de vitral de las iglesias. Ya a principios de la Edad Media, la iconografía cristiana los atestiguaba en su mayor parte con Cristo en el centro y los cuatro evangelistas en los puntos cardinales. Esta concepción es muy antigua, puesto que ya los egipcios utilizaban este tipo de representaciones y tenemos el ejemplo en Horus con sus cuatro hijos.

Es muy probable que la universalidad de las figuras mandálicas se deba al hecho de que las formas concéntricas sugieren una idea de perfección (de equidistancia con respecto al centro). El perímetro del círculo evoca el eterno retorno de los ciclos de la naturaleza; en la tradición helenística, venía representado por el uróboros.

El **uróboros** (del griego «ουροβόρος», "uróvoro", a su vez de *oyrá*, "cola", y *borá*, "alimento") es un símbolo mandálico que muestra a un animal serpentiforme que engulle su propia cola, y su cola, constituye su alimento. El uróboros expresa la unión de todas las cosas: el devenir eterno del universo y los seres que lo habitan, con sus ciclos de expansión y contracción.

En mi opinión, el uróboros representa **la dualidad y el transcurso del tiempo en el hombre:** la glándula hipófisis es la cabeza del uróboros que se alimenta de la cola. La cola equivale a nuestro plexo solar y a los riñones, donde asienta la raíz de la vida.

El texto más antiguo donde aparece el uróboros es en la *Chrysopoeia*, un tratado alquímico del siglo II, escrito en Alejandría por Cleopatra la "alquimista". Este manuscrito muestra la inscripción griega εν το παν, *hen to pan*, «todo es uno», y aparece mitad blanco, mitad negro, con lo que muestra la dualidad antagónica presente en todo.

En esta línea de pensamiento, puede observarse la dualidad en **la controvertida terapia de sustitución hormonal**: a dosis bajas, los estrógenos reducen la resistencia a la insulina lo cual sería claramente beneficioso, pero a dosis más elevadas, aumentan dicha resistencia. Esta es una **respuesta de tipo bimodal,** y así funcionan la mayoría de las hormonas: a una concentración determinada su efecto es totalmente opuesto al que se produce a una concentración mayor.

Por ello, al igual que sucede con cualquier tratamiento, es importante empezar con dosis bajas, valorar los efectos mediante un seguimiento estrecho del paciente y modificar la medicación lentamente según el grado de respuesta.

Es importante tener en cuenta que los estrógenos nunca se administran en ausencia de progesterona para reducir el riesgo de cáncer. Sin embargo la progesterona también aumenta la resistencia a la insulina. De ello se deduce que el problema estriba en **encontrar la dosis correcta de estrógeno y progesterona** para mantener controlada la insulina. Esto puede, en definitiva, justificar por qué algunas mujeres sometidas a terapia de sustitución hormonal experimentan una repentina ganancia de peso y por qué muchas pacientes sometidas a este tipo de terapia, siguen sufriendo ataques al corazón.

En la actualidad, las pruebas científicas señalan que el riesgo de un desenlace adverso como la cardiopatía isquémica, el accidente cerebrovascular, la embolia pulmonar y la trombosis venosa profunda, así como el cáncer de mama, aumentan incluso con tan sólo un año de uso de este tratamiento.

Debido a esto, la muchas mujeres desean evitar por completo la terapia de sustitución hormonal en la menopausia y por ello, la mayor parte de los profesionales sanitarios estamos optando por otras alternativas para el control de los síntomas, recurriendo a la perspicacia clínica y a la respuesta individual del paciente.

En algunos estudios recientes, los enfoques alternativos más ampliamente utilizados fueron los tratamientos farmacológicos para el control del estrés, los remedios herbarios y los masajes. Así que si queremos seguir siendo "el mejor médico posible para nuestros pacientes", estamos obligados a ampliar nuestros conocimientos en estas materias. Es necesario que podamos dar una respuesta satisfactoria cuando nos lo piden, porque los pacientes requieren tratamientos más individualizados.

Los **crecientes niveles de insulina** provocan un aumento de citoquinas inflamatorias, por lo que durante la menopausia, aumenta la enfermedad cardiovascular, el cáncer de mama, y la osteoporosis.

Aunque la mujeres tenemos más posibilidades de morir por una enfermedad cardiovascular que por cáncer, la principal preocupación de casi todas las mujeres con respecto a su salud es el cáncer de mama. Los altos niveles de insulina, que habitualmente van asociados a la obesidad, hacen que las **proteínas transportadoras de las hormonas sexuales disminuyan,** por lo que existe en sangre un mayor nivel de estrógenos libres para actuar. Por otro lado, el aumento de resistencia a la insulina favorece la acumulación de grasa en el hígado el llamado ("hígado graso") que dificulta la desactivación de los estrógenos y abona el terreno para que se instale la enfermedad.

Aproximadamente un 25% de la población femenina no experimenta los síntomas asociados a la menopausia. Esta cifra se asemeja a las estimaciones sobre la población que genéticamente no padece un aumento de resistencia a la insulina con la edad. Este porcentaje no se ve afectado por la caída de estrógenos, no obstante el otro 75% sí se verá afectado negativamente.

Además, el exceso de insulina va aparejado a un incremento en los niveles de testosterona en las mujeres, lo que justifica los **cambios fenotípicos propios de la menopausia en la mujer**: la acumulación de grasa abdominal y el aumento del vello corporal y facial. Además, en el cuero cabelludo a nivel fronto-parietal, el predominio de la testosterona produce miniaturización del folículo piloso, con la consecuente disminución de la densidad y grosor capilar. Debido a esto algunas mujeres presentan en dicha zona "pelo ralo" y alopecia (alopecia androgenética femenina -AAF-).

En el hombre, se produce el fenómeno inverso; la caída de testosterona con la edad va asociada a un aumento de la resistencia insulínica y a la obesidad. Esto favorece la transformación de los **precursores de la testosterona en estrógenos en los depósitos grasos.** En algunos casos, incluso se observan cambios físicos importantes como el crecimiento de las mamas (ginecomastia). La andropausia masculina puede implicar síntomas como fatiga, depresión, irritabilidad y rabia, reducción de la líbido y difunción eréctil, así como una disminución de la masa muscular magra. La ventaja en los hombres, es que los niveles de testosterona disminuyen de una manera más gradual que los estrógenos en las mujeres. Esto podría ser una de las causas por las que la pérdida de masa ósea en hombres se produce más lentamente. Sin embargo, como afirma Jung:

> *"Todo está ahí, hasta la mudanza de lo masculino en lo femenino...Y así, un exitoso hombre de negocios, dedicado a ellos exclusivamente, alcanza todo lo que quiere sin cuidarse de la muerte ni del diablo, y en la cima de su éxito se retira de su actividad. En el tiempo más breve cae en una neurosis que lo transforma en una vieja llorona, lo encadena al lecho y, con ello, lo destruye finalmente... Un paralelo exacto de esto, lo encontramos en la demencia de los Césares. Recuerdos, sueños y pensamientos*
>
> *Carl Gustav Jung*

2. El sistema hipotálamo hipofisario: nuestro reloj biológico

¿Qué es la salud? La vía a la felicidad.

George Ohsawa

La medicina europea considera el sistema hipotálamo- hipófisario como el eje central del sistema glandular endocrino, en definitiva, **el reloj biológico de nuestra existencia.** El término «hipófisis» proviene del griego *hipo* ('debajo') y *fisis* ('crecer'). Así que, bajo esta entidad de potencia con la que nacemos todos, nuestro organismo crece y decrece.

Por eso, lo primero que todo médico debe saber, es que el hombre posee, en cuanto a entidad física, todo lo bueno y todo lo malo que hay en el universo y es fiel reflejo de sus eternos ciclos cambiantes. Lo que ocurre es que algunos médicos han acabado por ensombrecer la luz de la naturaleza a fuerza de ignorarla.

Los que ejercemos la práctica clínica, sabemos que para alcanzar cierto grado de sabiduría en la medicina hay que contar con la teoría y la práctica. Es fundamental declarar como error todo lo que no se encuentre en el orden de la naturaleza y sea resultado de una opinión preconcebida, ya que como afirmaba Francis Bacon, "si el poder procede del conocimiento, el conocimiento procede de la experimentación". Así que un buen clínico actúa como el buen alquimista, mezclando sus mejores ingredientes y, por tanto, no tarareará la misma canción que un coro repitiendo el mismo error. Los que aún creemos en el arte médico, procuramos conocer íntimamente el estado óptimo de conservación del organismo. No basta con averiguar los orígenes de la enfermedad, sino también de qué modo puede perturbarse la salud.

Yendo de una cosa a otra a través del tiempo, se llega a conocer la primera, de donde proceden todas las demás. Por eso, para entender los cambios del envejecimiento es fundamental comenzar por los cambios en la primera juventud, ya que todo el arte de Vulcano se inicia con la pubertad.

Caso clínico: Obesidad infantil y pubertad precoz.

Laura tenía diez años cuando comenzó a tener problemas en el colegio. Su madre, Elena, había acudido a mi consulta preocupada porque su hija casi adolescente tenía unos comportamientos bastante extraños, sobre todo en cuestiones de alimentación. Desde los seis años, su hija se había echado encima algunos kilos de más; disfrutaba mucho comiendo galletas y chocolate, pero era una de esas niñas sociable y feliz, además de muy buena estudiante. El último año, Laura estaba experimentando los primeros cambios fisiológicos de la pubertad, con un incipiente crecimiento del botón mamario. A los pocos meses de ese hecho, comenzó a evitar sistemáticamente la merienda, y cuando llegaba la cena le decía a su madre que le dolía la barriga. Elena no empezó a preocuparse hasta que comprobó que casi le sobraban dos tallas en sus pantalones del colegio. Decidió llevarla al pediatra, que solicitó todo tipo de pruebas para descartar un problema tiroideo o de malabsorción intestinal. Tampoco se le había descubierto ningún tipo de intolerancia o alergia alimentaria, así que parecía que todo apuntaba a un trastorno emocional como causa de aquel adelgazamiento. Una posterior visita al psicólogo lo había confirmado: padecía una anorexia nerviosa. El debut a una edad tan temprana constituía un problema bastante serio.

Esto había sumido a la familia en una vorágine: tenían que vigilar a todas horas su alimentación y debían llevarla dos veces por semana al pediatra y al psicólogo para controlarla. La familia trataba de asimilar con gran dificultad aquel golpe inesperado.

La segunda vez que Elena había venido a mi consulta la estaba consumiendo la ansiedad y sentía que estaba perdiendo el control. Necesitaba que alguien se ocupase de ella, porque su marido estaba demasiado afectado para poder ayudarla. Así que pensé que lo más importante era que Elena recuperase su estabilidad emocional para poder ayudar a Laura y a su padre. Era fundamental que no añadiese su propio estrés a la situación familiar tan difícil que estaban atravesando. Creí conveniente que entendiera bien el proceso que estaba sufriendo su hija, para que pudiera prestarle su máximo apoyo. Le expliqué que tanto hombres como mujeres, en nuestras diferentes etapas madurativas, dependemos de nuestra hormonas, pero no sabemos cómo controlarlas a través de la alimentación; y eso era lo que le estaba pasando a su hija. Elena me miró sorprendida y quiso saber más. Analizamos juntas el caso concreto de Laura. El rechazo de su cuerpo había comenzado no con la obesidad, sino con la eclosión hormonal, con el desarrollo de sus mamas. Pero, ¿por qué? No estaba segura de poder responder a aquella pregunta, pero probablemente la respuesta estaba en lo que proyectaban los cuerpos de sus amigas sobre la imagen que Laura deseaba ver de sí misma en el espejo. Y aunque la niña no se había preocupado inicialmente por esos "kilitos de más", la naturaleza estaba dando respuesta a aquel exceso de calorías con una producción hormonal un tanto precoz. Esa transformación del cuerpo en el cerebro infantil de Laura, fue probablemente lo que provocó su oposición a la comida y su posterior anorexia nerviosa.

Para que Elena entendiera mejor la correlación de la obesidad infantil con la aparición de una pubertad precoz, le hice saber que el estado nutricional y las reservas de grasa disponibles pueden condicionar la aparición de cambios hormonales a edades más tempranas. La información sobre la energía disponible es dirigida al hipotálamo por una hormona conocida como **leptina**, que aumenta en la pubertad y estimula el sistema nervioso simpático. Esta hormona, que produce una señal de saciedad en el hipotálamo, actúa como permisiva para la producción hormonal y el desarrollo de la pubertad.

También le expliqué a Elena lo importante que es conocer la composición de los alimentos, sobre todo de las proteínas. Durante la absorción de nutrientes se produce una **competencia de los aminoácidos** entre sí, y esto es clave para entender el funcionamiento del metabolismo y la biología cerebral. Las neuronas de nuestro cerebro se comunican por medio de los neurotransmisores, que están constituidos por aminoácidos (los constituyentes de las proteínas). A partir del aminoácido triptófano se produce **la serotonina**, que proporciona una sensación de sosiego e induce el sueño; y a partir de la fenilalanina transformada en tirosina se producen la **dopamina y la norepinefrina**, que nos dan sensación de lucidez y estimulación vital. En exceso, estos dos últimos neurotransmisores producen excitación y ansiedad. **Triptófano y fenilalanina** compiten para entrar en el cerebro, pero claramente, en el cerebro de Laura había entrado más triptófano que se había transformado en serotonina. Los altos niveles de serotonina favorecen la obesidad y el desarrollo hormonal. Así que aquella felicidad infantil regada por un buen surtido de galletas de chocolate (con abundante contenido en triptófano), se había transformado en una cruel tristeza. El cacao incluido en el chocolate de las galletas de Laura, tiene un alto contenido en triptófano, glucosa y magnesio. Sabemos que el triptófano tiene más poder como precursor neurohormonal cuando va asociado en los alimentos con glucosa, magnesio, vitamina B o potasio, entre otros.

Pero no se trataba de que nos pasásemos al lado opuesto. Cuando se come carne, huevos, lácteos o pescado, suben los niveles de fenilalanina en sangre. La consecuencia es que aumentan los niveles de tirosina y dopamina, con la consiguiente activación del sistema nervioso simpático, aumento de la GH y combustión de grasas, favoreciendo el adelgazamiento. Pero en altas cantidades, estos aminoácidos son transportados al cerebro y compiten con el triptófano. Este se queda a las puertas y es necesario comer hidratos de carbono para que se libere insulina. La **insulina favorece la absorción del triptófano y con ello su transformación en serotonina facilitando su entrada al cerebro**.

Todos necesitamos una buena ración de serotonina para conseguir una agradable sensación de bienestar. Probablemente esto explica por qué las dietas adelgazantes ricas en proteínas y bajas en hidratos de carbono (sin cereales, y con abundante verdura), al no desencadenar una elevación suficiente de insulina, impiden que el triptófano entre en el cerebro y se transforme en serotonina. A consecuencia de la la falta de producción de suficiente serotonina, comienza el desánimo con cierto grado de angustia e irritabilidad. Debido a esto, las dietas bajas en hidratos de carbono se suelen abandonar, a pesar del grado de frustración acompañante.

El equilibrio neurohormonal es delicado y precisa un mantenimiento muy cuidadoso; sabemos que es un estado difícil de conseguir, pero así funciona la bioquímica. Así que le aconsejé a Elena unas pautas para la adecuada combinación de alimentos (con las suficientes proteínas, hidratos de carbono y grasas) y sobre todo, le pedí que se lo tomara como un aprendizaje positivo: unos buenos hábitos de alimentación y una vida saludable, a la larga, beneficiarían a toda la familia.

Elena estaba dispuesta a tomar ansiolíticos para conseguir dormir. Quería amarrar bien el barco de su familia para que no se hundiese en aquella tormenta. Pero, según me confesó después, al menos no se sentía sola en aquella lucha. Poder ayudar a su hija a través de algunas nociones sobre alimentación era algo muy valioso para ella, así que me sentí satisfecha.

Volvamos a hablar de ese torbellino hormonal que conocemos como pubertad. Es ampliamente sabido por todos que la pubertad constituye un momento difícil en la vida de las personas, dado que los **cambios más importantes en la composición corporal,** incluyendo las proporciones de agua, músculo, hueso y grasa, acontecen durante esta etapa de la vida.

El inicio de la pubertad depende de una serie de cambios madurativos, que se manifiestan de una manera ordenada y progresiva. En estos cambios participan fundamentalmente el **hipotálamo y el lóbulo anterior de la hipófisis.** La hipófisis estimulada por el hipotálamo libera las gonadotrofinas [4] (LH y FSH) así como la hormona de crecimiento (GH).

Ante estos estímulos, las gónadas producen las hormonas sexuales (andrógenos, progestágenos, estrógenos). Paralelamente a la producción creciente de los esteroides u hormonas sexuales, se libera la GH. Estas hormonas son conjuntamente los responsables del "estirón puberal". Asimismo, contribuyen al incremento del contenido mineral óseo y de la masa muscular, facilitando la actuación de la vitamina D y la calcitonina. La vitamina D aumenta la absorción intestinal de calcio y fósforo, e interviene en el crecimiento y depósito de estos minerales en los huesos. Cada día, se le atribuyen nuevas funciones a la vitamina D, como son el fortalecimiento del sistema inmune y funciones antienvejecimiento, como es el manteniendo de la longitud de los

---

[4]. *Las gonadotrofinas son unas hormonas segregadas por la hipófisis anterior, glándula endocrina situada en la base del cerebro. Idénticas en el hombre y la mujer, existe dos tipos de gonadotrofinas: la hormona luteinizante (LH) y la hormona foliculoestimulante (FSH). Las gonadotrofinas tienen su acción sobre las gónadas (ovarios y testículos) estimulando la ovulación o la producción de espermatozoides.*

telómeros en las células, etc. La calcitonina también favorece la absorción y el depósito de calcio y fósforo en los huesos y por tanto la mineralización de los mismos.

Por otra parte, en la pubertad, el depósito de grasa alcanza el momento de máxima expresión en su dimorfismo sexual, configurando el característico patrón androide o ginecoide del adulto.

Después de estas breves pinceladas sobre los cambios hormonales en la pubertad, podemos explicarnos mejor por qué se había desencadenado la enfermedad de Laura. El siguiente paso para ayudarla en su recuperación, sería sentarme a hablar con ella y con su madre para que comprendiesen bien el peligro de mantener una dieta tan restrictiva.

El cerebro necesita una continua dosis de glucosa en sangre para funcionar adecuadamente. Si el organismo no tiene almacenados suficientes hidratos de carbono en forma de glucógeno en el hígado, se produce una liberación de la proteína del músculo mediante el aumento de cortisol, con el fin de que los **aminoácidos de las proteínas puedan ser convertidos en glucógeno**. El aumento sostenido de cortisol produce resistencia a la insulina, y el **músculo degradado se convierte en grasa**, por lo que acabaría entrando en una espiral peligrosa que se conoce como "**estado de cetosis**", que, en casos extremos, puede desencadenar la muerte. Era necesario cortar este círculo vicioso para garantizar que Laura recobrase la salud.

Laura volvió a mi consulta a los tres meses. Había ganado cuatro kilos y tenía mejor aspecto. Estaba siguiendo las recomendaciones de su psicólogo y las pautas de alimentación que le había sugerido. Su madre, Elena, se sentía feliz.

2.3. El desequilibrio hormonal: aspecto clave del envejecimiento

Según numeras investigaciones, el proceso fundamental del envejecimiento biológico parece ser el trastorno de la permeabilidad de la membrana celular, que da lugar a la **alteración de la comunicación celular** y al consiguiente declive funcional.

Esta comunicación defectuosa suele manifestarse con una **disfunción neuroendocrina y la insensibilidad del eje hipotálamo-hipofisario** a los mecanismos de retroalimentación del sistema endocrino. En general, con el paso de los años, se observa un declive progresivo de los valores de todas las hormonas a excepción del cortisol, la aldosterona, y la insulina, de las que hablaré posteriormente.

Recordemos que los cambios hormonales se producen para adaptar el organismo al entorno. Es por ello que en el sistema hipotalámico hipofisario, convergen las vías activadas por el estrés y se reciben todos los cambios físico-químicos del cuerpo: aumento o disminución de la temperatura, alteraciones de la presión sanguínea y de pH, de la osmolaridad y del volumen sanguíneo, así como los estímulos de luz-oscuridad.

Pero, ¿cómo funcionan nuestras hormonas en el día a día?

Ante una situación de "peligro" detectada por nuestros órganos sensitivos, en primer lugar, **se activa el sistema simpático (SNS),** nuestro eje neurovegetativo de defensa. Este sistema nos prepara para huir o repeler cualquier ataque. ¿Y cómo lo hace? A través de una comunicación hormonal satisfactoria: en las terminaciones de las células nerviosas se liberan unos neurotransmisores excitatorios (dopamina y noradrenalina) que activan a la hipófisis para la producción de hormonas que luchan frente al estrés. Estas hormonas son la **ACTH** (hormona adrenocorticotropa) que estimula el cortisol y la **hormona de crecimiento**. Ambas actúan conjuntamente: por un lado intervienen en el control de la respuesta inflamatoria generada por la activación del sistema inmunitario; por otro, contribuyen a mantener unos adecuados niveles de glucosa y oxígeno en el cerebro (mediante el aumento del gasto cardíaco y de la presión arterial).

Desgraciadamente, sabemos que, conforme el ser humano envejece, se produce un **estado inflamatorio crónico** que perpetúa una situación de estrés en el organismo. Es decir, existe una continua liberación de moléculas inflamatorias (citoquinas IL2, IL6, TNF alpha) para actuar como defensa frente al ambiente. Debido a esto, se genera una respuesta hormonal desequilibrada, con una **hiperexcitabilidad del sistema nervioso simpático (SNS)** en detrimento del **sistema nervioso parasimpático (SNP)**, que es nuestro sistema de relajación y antiinflamatorio por excelencia.

Lógicamente, esta demanda constante para mantener en alerta nuestro organismo, ocasiona un alto consumo energético, con la consiguiente generación de radicales libres y estrés oxidativo, por lo que se acelera el envejecimiento.

El estrés oxidativo es un hecho que ocurre en la vida de todos los organismos que requieren oxígeno para obtener energía y crecer. Durante la respiración celular, se van creando continuamente radicales de oxígeno libres nocivos. Si bien cada persona posee un patrón único de antioxidantes endógenos, con el paso de los años se van acumulando lesiones no reparadas: desde el nivel mitocondrial hasta el orgánico. La investigación ha identificado una serie de trastornos degenerativos asociados a la **inflamación crónica de la edad** y al estrés oxidativo: ateroesclerosis, hipertensión, diabetes, osteoartristis, demencia... Además, la inflamación da lugar a membranas celulares rígidas y a una alteración de la comunicación celular. Como consecuencia, la edad aumenta el riesgo de padecer cáncer, afecciones autoinmunitarias y enfermedad cerebrovascular.

La respuesta al estrés crónico puede producirse en personas que tienen dificultades para enfrentarse al exceso de estrés cotidiano. Este estado de estrés puede ser de varios tipos: emocional (miedo, ansiedad y preocupación), ambiental (calor o frío extremo, ruidos, exposición a tóxicos, ciclos de luz interrumpidos) o fisiológico (dolor, hambre, infección, inflamación, falta de sueño, exceso de ejercicio...) El estrés prolongado da lugar **a elevaciones sostenidas y crónicas del cortisol**, que contribuye de forma determinante a la pérdida de masa muscular y ósea. Asimismo, se ha relacionado el aumento crónico de los niveles cerebrales de cortisol con alteraciones en las conexiones neuronales, incrementando el declive cognitivo y la incidencia de depresión.

En muchas culturas con ancianos longevos, la espiritualidad ha desempeñado un papel clave en el control del estrés crónico, dado que, al parecer, modula los niveles de cortisol. Nos convendría saber que la espiritualidad puede practicarse pasivamente y de forma refleja a través de la meditación diaria o la oración.

En conclusión, parece bastante obvio que el estado inflamatorio crónico y el estrés oxidativo, perpetuado por el desequilibrio hormonal de la edad (hiperactividad del sistema nervioso simpático y declive hormonal) contribuyen al desarrollo de la mayor parte de los estados degenerativos y autoinmunitarios del envejecimiento.

2.4. Hiperinsulinemia: la llave común del envejecimiento

En general, por el simple hecho de cumplir años, se produce un descenso en los niveles de la hormona de crecimiento y de las hormonas sexuales, que va acompañado de un aumento de los niveles de insulina (hiperinsulinemia) y de cierto grado de resistencia celular a su actuación; es decir, cada vez se necesitan mayores niveles de insulina para conseguir que las células utilicen la glucosa como combustible celular.

Cuando el exceso de la producción de insulina es importante, se acumula grasa con la consiguiente obesidad. Lamentablemente, todo esto va acompañado de un mayor riesgo de padecer diabetes mellitus, hipertensión arterial, enfermedades cardiovasculares, incluso según algunos estudios, mayor riesgo de padecer cáncer.

Anteriormente comentaba que, con el envejecimiento, disminuye toda la producción hormonal, con excepción de la **aldosterona, el cortisol y la insulina.** Estas tres hormonas parecen ser las mayores responsables del envejecimiento acelerado, cuando sus niveles son excesivos y están íntimamente relacionadas con el sistema renina angiotensina aldosterona (del que hablaremos posteriormente) y con el sistema nervioso simpático. Estos sistemas también están hiperactivados de forma anómala con el paso de los años.

Así pues, el exceso de insulina es uno de los pilares fundamentales del envejecimiento. Por eso es fundamental tener en cuenta cuáles son los desequilibrios que producen **un aumento de los niveles de insulina** y que por tanto, contribuyen al **estrés oxidativo acelerado:**

- La edad en sí misma.
- La disminución de las hormonas sexuales o su exceso (terapia de reemplazo hormonal).
- La disminución de la hormona de crecimiento y la pérdida de masa muscular secundaria.
- El estrés, a través de la mayor producción de cortisol.
- La falta de sueño.
- El exceso de aldosterona.

- La disminución de serotonina (procesos depresivos) o su exceso (toma crónica de inhibidores de la recaptación de serotonina (ISRS) en altas dosis).
- Las dietas pobres en proteínas.
- El sedentarismo o el exceso de ejercicio.

Aunque es verdad que el exceso de insulina acelera el envejecimiento, hay que considerar que, sin insulina, las células no pueden captar la glucosa para sobrevivir, por ello "el término medio, como en todas las cosas, es la clave". Debido al efecto bimodal de las hormonas, la insulina debe mantener sus niveles dentro unos umbrales determinados. Es decir, **cuando la dieta tiene un alto contenido en hidratos de carbono y bajo en proteínas** se produce una importante liberación de insulina para que las células capten la glucosa, con una escasa liberación de glucagón (el contrarregulador de la insulina). Las dos hormonas que dirigen el buen aprovechamiento de la comida, son la insulina y el glucagón. El glucagón, estimulado por las proteínas, es una hormona que moviliza los hidratos de carbono (almacenados por la insulina en forma de glucógeno) y hace circular la glucosa hacia la sangre entre las comidas, garantizando así el correcto funcionamiento del cerebro. Por ello la insulina y el glucagón deben trabajar de la mano y en constante equilibrio.

¿Pero cómo se consigue algo que parece tan difícil?

Mediante una dieta bien equilibrada que aporte la suficiente dosis de hidratos de carbono (no sólo verduras de hoja) de proteína, y un poco de grasa insaturada en cada comida. Además, es importante que entre las comidas-tentempiés no pasen más de unas tres o cuatro horas.

Cuando, por el contrario, la dieta tiene un alto contenido en proteínas y **bajo en hidratos de carbono,** se produce un descenso importante de los niveles de insulina, provocando irritabilidad y falta de claridad mental, con aumento de la sensación de hambre. Las dietas ricas en proteínas producen la liberación del glucagón que contrarresta a la insulina. Esta tampoco es la mejor opción para luchar contra el envejecimiento acelerado. De hecho, según numerosos estudios, la mortalidad cardiovascular sigue una curva en forma de "U" según los niveles de insulina (los dos extremos aumentan la mortalidad). Este patrón de supervivencia en forma de "U", también la siguen otros parámetros biológicos, como son la frecuencia cardiaca y la tensión arterial, entre otros.

Anteriormente comentábamos que el sólo hecho de envejecer inclina la balanza hacia la mayor producción de insulina y menor de glucagón, a pesar de la misma composición de nutrientes en las comidas. ¿Pero cuál es la posible causa de este desequilibrio? Parece altamente probable que lo que falla, como ya mencionamos antes, es **el trastorno de la permeabilidad de la membrana celular,** que da lugar a una alteración de la comunicación celular. La disfunción en la barrera celular endotelial dificulta el acceso de la insulina para llegar a los receptores de la célula. Debido a esta dificultad o resistencia en la respuesta, el páncreas segrega cada vez mayores cantidades de insulina, lo que predispone a la diabetes, a la obesidad y a todo tipo de enfermedades cardiovasculares.

El hipotálamo de forma indirecta, también controla la secreción de insulina a través de dos neurotransmisores **(serotonina y la dopamina)** de acción contrapuesta. Previamente ya habíamos señalado que sus aminoácidos precursores (triptófano y fenilalanina respectivamente) presentan una selectividad competitiva para llegar al cerebro, y que una comida rica en hidratos de carbono prioriza la entrada de serotonina. Así que el aumento de insulina va ligado al aumento de serotonina. Por contrapartida, los niveles demasiado altos de serotonina pueden ocasionar una resistencia a la acción de la insulina. De esto se deduce la "necesidad de un permanente equilibrio", frase que podemos acuñar como mantra particular de este libro.

Aunque existen cientos de neurotransmisores en el cerebro, la serotonina se encuentra entre los más importantes, porque influye directamente en nuestro ánimo y regula la producción de la hormona de crecimiento y los esteroides sexuales.

La **serotonina** disminuye con la edad y lo hace de forma paralela a la caída de estrógenos y testosterona, así que el tratamiento con fármacos y/o complementos nutricionales que elevan sus niveles (como los IRSS: Inhibidores selectivos de la receptación de serotonina o su precursor el triptófano) es una **forma eficaz de paliar los efectos de la menopausia y de la andropausia.**

Además, estas terapias no cuentan con las desventajas de los importantes efectos secundarios de la terapia hormonal sustitutiva, aunque tomados a altas dosis y durante un tiempo prolongado, pueden favorecer la resistencia a la insulina y la obesidad.

Al igual que las hormonas y la dieta, **el ejercicio** según el grado de intensidad, también influye en los niveles de insulina. Con la práctica de **ejercicio moderado** (caminar a paso rápido) se reducen gradualmente los niveles de insulina y aumentan los de glucagón. Con los ejercicios de mayor intensidad y la formación de ácido láctico (responsable de las temidas agujetas) comienzan a aumentar los radicales libres y el cortisol. Así que cuanto más intenso sea el ejercicio, peores consecuencias para ralentizar el envejecimiento.

2.5. Relación entre la hormona de crecimiento y la insulina.

Pero aún podemos investigar muchas cosas en este punto: Una de ellas consistirá en saber si Dios quiere verdaderamente que los hombres vivan media vida sanos y media vida enfermos.

Omina (Paracelso)

Casi todas las hormonas influyen en la homeostasis o equilibrio del organismo, una de las más importantes es la hormona de crecimiento (GH). Es la hormona más abundante en la hipófisis anterior. Sin estímulos adecuados para su producción, la secreción de la hormona de crecimiento disminuye de un 10 a un 15% por cada decenio de vida.

La hormona de crecimiento es secretada en pulsos rítmicos desde la hipófisis; más de un 75% de la producción se realiza durante la noche. De hecho, para la mayoría de los individuos la pulsación más grande de la hormona de crecimiento se realiza durante el sueño profundo (fase III y IV) que ocurre antes de la fase REM.

La **secreción de GH** depende en gran medida de factores nutritivos. De hecho, las comidas abundantes en proteínas (con aminoácidos como la L-arginina y la glutamina) estimulan su producción, así como la dopamina. También se estimula su liberación con el ejercicio, básicamente por el **ejercicio de resistencia**.

En las mujeres, la secreción de GH en 24 horas es mayor que en los hombres y aumenta con la administración de estrógenos (aunque debido a su respuesta bimodal, altos niveles de estrógenos aumentan la resistencia de la insulina y disminuyen la GH.

Los altos niveles de cortisol sostenidos en el tiempo y la administración prolongada de corticoides orales, disminuyen los niveles de GH.

Es importante tener esto en cuenta porque, de todas las hormonas probadas en los seres humanos, la GH es probablemente la que tiene mayor potencial antienvejecimiento.

Los órganos diana de la GH son el **hígado** y las **células grasas**. Las células grasas contienen receptores específicos de la hormona de crecimiento, la cual, una vez activados, estimulan la liberación de la grasa almacenada, que contiene la energía necesaria para el **crecimiento y la formación de músculo nuevo**. Por lo tanto, la GH tiene efectos positivos para la síntesis proteica, para la lipólisis (destrucción de la grasa) y provoca retención de sodio, potasio y agua, elevando, además, el fosfato inorgánico.

Algunas de las acciones de la GH son directas, pero muchas de sus acciones biológicas se llevan a cabo mediante su efector periférico: el IGF-1 (del inglés *insulin-like growth factor-1*).

Es en el hígado es donde la hormona de crecimiento estimula la liberación de sus mediadores, que son hormonas similares a la insulina (IGF-1: hormona periférica diana de la GH). Hay tres IGF; la más importante, la IGF-1, es responsable de estimular la formación de masa muscular.

Es importante tener en cuenta que la insulina inhibe la liberación de hormona del crecimiento y reduce la formación de IGF-1. **Cuantos mayores son los niveles de insulina, menores serán los niveles de IGF-1 en la corriente sanguínea**. Al disminuir los niveles de hormona de crecimiento debido a la edad, también disminuyen los de IGF-1, que caen en casi un 50% después de los cuarenta años. Cuanto mayores son los niveles de insulina debido a la resistencia insulínica y/o la edad, menores son los niveles de GH /IGF-1.

El **factor de crecimiento insulínico tipo 1**, también conocido como **somatomedina C o IGF-1,** es una proteína que en humanos es codificada por el gen IGF1. Es una hormona similar en estructura molecular a la insulina. Juega un papel importante en el crecimiento infantil (los mayores niveles se producen en la pubertad, los menores en la infancia y la vejez), y en el adulto continúa teniendo efectos anabolizantes.

En experimentos con ratas, la cantidad de IGF-1 mRNA en el hígado fue positivamente asociada con la caseína dietética y negativamente asociada con una dieta exenta de proteínas.

Hasta los treinta años de edad, los seres humanos producen aproximadamente 30mg de IGF-1 al día y, desde este momento, la producción decrece con la edad. El IGF-1 es un péptido que tiene una estructura molecular formada por una cadena de 70 aminoácidos y presenta una configuración única. Cerca de la mitad de la secuencia de aminoácidos es idéntica a la de la insulina y se puede acoplar débilmente a receptores de insulina, así como a receptores específicos del IGF-1 que están en la membrana exterior de las células.

Hasta hace poco se creía que la glándula pituitaria o hipófisis producía la hormona de crecimiento que una vez liberada en el flujo sanguíneo, llegaba al hígado y estimulaba la producción del péptido IGF-1, que a su vez potenciaba la reproducción celular. Sin embargo, en estudios recientes se ha probado que la hormona del crecimiento puede desencadenar la producción local de IGF-1 en cartílagos, músculos y otros tejidos. El IGF-1 no actúa de la misma manera sobre todos los tejidos. En las células musculares estimula la producción de proteínas y otros componentes celulares, mientras que en los tejidos adiposos potencia el uso de la grasa como fuente de energía.

En otros tejidos, el **IGF-1 inhibe la transferencia de glucosa a través de la membrana celular por parte de la insulina**, es decir, se opone a los efectos de la insulina. Como consecuencia, las células se ven forzadas a utilizar las grasas para obtener energía. De ahí que algunos investigadores abogan la utilización del IGF-1 como posible terapia frente a la obesidad.

Para los atletas, el IGF-1, capaz de estimular el crecimiento muscular y la eliminación de grasa, es la fórmula mágica hacia el éxito. Muchos atletas dicen que el IGF-1 es «lo más maravilloso del mundo para aumentar la musculatura y quemar grasas. David Clemmons, endocrinólogo de la Universidad de Carolina del Norte (EEUU), comenzó en 1993 un experimento con cuatro hombres y tres mujeres de edades comprendidas entre los 22 y los 47 años, a quienes propuso un régimen lo suficientemente bajo en calorías como para provocar pérdida de tejido muscular (proceso celular destructivo conocido como catabolismo).

El doctor Clemmons descubrió que se podía detener el catabolismo con una combinación de la hormona del crecimiento (GH) y el IGF-1. Además, notó que al combinar los compuestos se potenciaban sus efectos anabólicos. Al parecer, los culturistas han tomado en cuenta los descubrimientos de Clemmons quien afirma que «no hay duda de que el IGF-1 tiene un efecto sorprendente sobre el músculo y como quemador de grasas". El único inconveniente es que no actúa de forma selectiva.

La IGF-1 no solo potencia el desarrollo muscular, sino que también afecta a otros tejidos: al timo, bazo y riñones, que también aumentan de tamaño, con los posibles efectos deletéreos derivados.

2.6. El cortisol y la resistencia a la insulina

El desconocimiento de los procesos patogénicos de algunas enfermedades, puede ser debido a que la creciente complejidad de la medicina ha llevado a la mayor parte de los clínicos de alto nivel, a una especialización cada vez mayor. Por tanto, conocen algunas facetas de un estado patológico, pero no todas. La visión parcial de la enfermedad, nos impide llegar a una concepción global del problema y en definitiva, a su solución.

Dejar hablar al paciente y elaborar una detallada historia clínica, nos facilita en gran medida, el diagnóstico de su enfermedad. Habitualmente, en la primera consulta, además de recopilar todos los antecedentes del enfermo así como su tratamiento, intento exponer de forma adecuada mi opinión sobre su patología, para que comprenda la necesidad de emprender un cambio en su estilo de vida (tóxicos, hábitos alimentarios, sedentarismo...) y pueda transformar su situación.

Caso clínico: El vigilante nocturno.

Cuando Jacobo acudió a mi consulta por primera vez, acababa de cumplir 32 años. Entró con cierto aire de indiferencia y superioridad. Su madre, que lo acompañaba, le había obligado a hacerse una revisión, debido a que en el último año había ganado unos 15 kilos de peso, comiendo prácticamente lo mismo de siempre. Jacobo trabajaba como vigilante en un local nocturno desde hacía cuatro años y adoraba su trabajo. Cada noche conocía a muchísimas personas, lo que le brindaba la oportunidad de ampliar su círculo de amistades, así que se sentía satisfecho. Tenía un buen grupo de fieles admiradoras de su torso esculpido, y no paraba de recibir llamadas telefónicas. Cuando terminaba su jornada, en vez de irse a casa a relajarse un poco, se iba directo a tomarse un buen café con leche para despejarse, y varios huevos revueltos con un par de croissants. Por supuesto, Jacobo pensaba que después de aquello, una hora en el gimnasio sería suficiente para mantener su peso a raya. Pero sin buscarlo, había llevado las cosas al extremo, como solemos hacer casi todos los mortales, y había establecido un modo de vida artificial. Todo aquello que lo había convertido en un icono de la masculinidad, comenzaba a cobrarle un precio irónico: en menos de un año se estaba convirtiendo en una persona obesa y enferma.

Jacobo necesitaba dialogar, así que concerté con él una segunda entrevista sin su madre. Si conseguía que hablase conmigo el tiempo suficiente, él mismo sería quien estableciese el diagnóstico.

Cuando vino a verme por segunda vez, comencé hablándole de la maravillosa juventud y de lo satisfactorio que es disfrutarla con salud y alegría. Me arriesgué a decirle que esta sociedad estúpida nos tenía alienados, y que cada vez somos menos conscientes de nuestro potencial.

Por fin me miró sin pestañear. Había conseguido que se deshiciera de su coraza. Me confesó que cada vez dormía menos, y se sentía bastante irritable. Seguía haciendo la misma tabla de ejercicios, y había disminuido los hidratos de carbono, pero su peso continuaba incrementándose día tras día. Además, sus relaciones sexuales ya no eran tan satisfactorias como antes y detectaba que estaba empezando a tener problemas.

La primera analítica que realizamos revelaba que tenía una glucemia de 113 en ayunas (valor normal < 126), unos triglicéridos de 157 (valor normal < 150), un ácido úrico de 7,5 (valor normal < 7), una creatinina de 1,25 (valor normal 1,2) y el colesterol LDL de 158 (valor normal < 150), con una discreta elevación de las transaminasas hepáticas, que relacioné con un probable hígado graso (secundario a la obesidad). Los niveles basales de insulina eran de 34 (valor normal < 20), así que eran claramente mayores de lo normal y esto justificaba todas las alteraciones analíticas: su metabolismo estaba funcionando mal debido al desequilibrio hormonal. Jacobo tenía resistencia insulínica, favorecida en gran parte por la falta de sueño. La **resistencia insulínica** se relaciona con la elevación de la tensión arterial y con la ganancia de peso, así como con una hiperactivación del sistema nervioso simpático y elevación crónica del cortisol. Todo esto muchas veces se manifiesta con mayor irritabilidad, ansiedad, acidez de estómago, espasmos musculares y en ocasiones incluso con taquicardias.

Efectivamente, tras aquella larga entrevista, el mismo había relatado la causa de su disfunción hormonal: "cada vez dormía menos…". Le aconsejé que tomase una decisión: o cambiaba sus hábitos o debía seguir enfermo. A modo de consuelo, le explique que tenía muchas razones para elegir la primera opción, porque el mantenerse delgado sería una garantía para evitar desarrollar en un futuro trastornos de la vesícula biliar, diabetes mellitus e incluso afecciones cardíacas, entre otras. Ahora bien, esto no debía conducirlo hacia un ansia anómala por bajar de peso, porque todos los extremos son malos.

Lo primero que debía hacer era considerar cambiar su turno de trabajo e intentar corregir el horario desfasado que provocaba todas sus alteraciones hormonales. Inicialmente aquello le disgustaba en gran medida. Jacobo estaba muy satisfecho en aquel local de moda y no albergaba ningún deseo de buscar otra ocupación laboral, pero mi tarea era convencerlo. Intuía que para Jacobo era muy importante su aspecto físico, tanto como su salud, así que se me ocurrió mostrarle algunas fotos de personas entre los 35 y los 40 años, algunas delgadas y otras obesas. Las personas delgadas tenían un aspecto más saludable y parecían mucho más jóvenes y enérgicas. Su disposición cambió; esas imágenes demostrativas habían sido mi mejor argumento. Tras comprender que no tenía otra alternativa, dado que aspecto físico y salud iban de la mano, decidió que la mejor opción era buscar un trabajo en horario diurno. Después de cuatro meses tras la última visita, llegó a la consulta radiante. Había perdido cinco kilos apenas sin esfuerzo y trabajaba en una cafetería muy concurrida en el centro de la ciudad. Sus análisis habían mejorado ostensiblemente. Iba por el buen camino. Cuando me dio la mano y se despidió, exhalaba un aroma a salud.

Este caso clínico es un ejemplo de cómo nos afectan las hormonas y pueden estar en la raíz de todos nuestros males.

Los **corticoesteroides (cortisol o hidrocortisona)** son un grupo de hormonas sintetizadas en las glándulas suprarrenales. A través de un estímulo estresante, el sistema nervioso simpático actúa sobre el hipotálamo que responde a través de la liberación en la hipófisis de la hormona adrenocorticotropa (ACTH). Esta hormona se descarga en la corriente sanguínea y actúa sobre las glándulas suprarrenales (como dice su nombre, situadas por encima de los riñones).

Las **glándulas suprarrenales** están compuestas por una corteza y un núcleo interior o médula. En la médula suprarrenal se sintetizan las hormonas que responden al estrés agudo (**la adrenalina y la noradrenalina**). **El cortisol** se fabrica en la corteza exterior de las glándulas suprarrenales a partir del colesterol, mediante la actuación del AMPc (segundo mensajero celular); por eso todos necesitamos ciertos niveles de colesterol para sobrevivir y que nuestro sistema hormonal siga comunicándose adecuadamente.

Con el paso de los años, se produce de forma progresiva una mayor dificultad para adaptarse a los cambios ambientales (tanto físicos, como biológicos o sociales). El exceso de producción de cortisol puede agotar a las glándulas suprarrenales, generando sensación de fatiga, y a la larga, se producen una serie de cambios fisiológicos devastadores en el organismo. Una de las peores consecuencias de **mantener niveles elevados de cortisol,** es que aceleran el proceso de pérdida de masa muscular, y aumentan la resistencia a la insulina.

Los altos niveles de cortisol favorecen la destrucción de la proteína del músculo (catabolismo proteico) para utilizar los aminoácidos como sustrato para sintetizar glucógeno hepático (neoglucogénesis) y con el fin de amortiguar el exceso de ácidos en sangre (liberados en una situación de estrés crónico).

Recordemos, además, que la pérdida de masa muscular y de fortaleza constituye uno de los principales marcadores biológicos del envejecimiento. Otra de las consecuencias más devastadoras del exceso de cortisol es la temida osteoporosis.

Pero ¿cómo actúa el cortisol durante el estrés?

Cuando se produce una situación de alarma en el organismo, se activa nuestro sistema simpático y el sistema renina angiotensina aldosterona, que aumentan temporalmente la tensión y la frecuencia cardíaca. Estas respuestas hacen que nos preparemos para luchar contra cualquier agresión externa o interna.

El aumento de tensión arterial y la vasoconstricción de los vasos sanguíneos, dificulta la entrada de glucosa en la célula, por lo que se produce mayor liberación de insulina para vencer este obstáculo. Asimismo, con **la hiperactividad simpática se genera más hormona de crecimiento y de cortisol** para garantizar mantener unos aportes suficientes de glucosa en sangre, nuestro combustible celular. A nivel molecular, el cortisol liberado controla la producción de citoquinas inflamatorias.

Toda esta respuesta orquestada para defendernos contra el estrés, no tiene consecuencias si es temporal y se vuelve pronto a la normalidad. De hecho en los años

50, se consideró inicialmente a los corticoides como la gran panacea de los medicamentos, debido a que muchos problemas reumatológicos fueron solucionados y aliviados temporalmente con esta clase de medicación. Las enfermedades de tipo inflamatorio respondían a estos fármacos.

Sin embargo, en la actualidad, todos conocemos los importantes efectos secundarios relacionados con la utilización crónica de corticoides: intolerancia a la glucosa, diabetes, ganancia de peso, pérdida de masa muscular, sustitución del músculo por grasa, osteoporosis y fracturas óseas.

Los corticoides, además de disminuir las citoquinas proinflamatorias, también bloquean la producción de las antiinflamatorias, que son necesarias para el correcto funcionamiento de los sistemas cardiovascular, inmunitario y de la comunicación hormonal óptima. En consecuencia, con la utilización durante más de 10 días de dosis de prednisona de 20mg, ya podemos empezar a notar sus efectos secundarios. Si se mantiene en el tiempo dosis elevadas de cortisol, podemos sufrir sus graves consecuencias.

2.7. Factores holísticos del envejecimiento

Conforme el ser envejece, se modifican todas sus funciones y características. Una conservación óptima de la salud y su control, no sólo requieren de la comprensión de los procesos de envejecimiento que se presuponen normales e inevitables, sino también del conocimiento de cómo y por qué envejecemos de forma prematura.

Sabemos que el envejecimiento es multifactorial, pero no todos envejecemos por igual. Nada es tan cierto como que con el paso del tiempo se produce una gran disociación entre la edad cronológica y biológica. Esto depende en gran parte de factores genéticos individuales, del ambiente, del estilo de vida (hábitos alimentarios, actividad física) y fundamentalmente, del estrés. De hecho, los cambios del envejecimiento según las personas, son extremadamente plásticos.

Todos conocemos a personas que alcanzan los 90 años de edad en una buena forma física y con una excelente capacidad mental, mientras que otras a los 70 años, pueden presentar un deterioro cognitivo o funcional muy severo.

Es por eso que las intervenciones individualizadas y ajustadas a la situación particular de cada paciente, pueden retrasar el declive funcional asociado a la edad. Así el "margen de salud" se acercará más al "margen de vida".

Para discernir y tratar mejor los estados patológicos, primero hay que abandonar la miopía de ver sólo una parte y desarrollar una visión más globalizadora. La visión parcial de la enfermedad nos impide llegar a una concepción global del problema y en definitiva a su solución.

En mi opinión, el talón de Aquiles de nuestro método científico es la falta de un conocimiento más profundo sobre los principios alimentarios y su efecto metabólico sobre el sistema hormonal. Esta enseñanza fue considerada en otro tiempo como extremadamente importante; y sin embargo, en la actualidad, no es objeto de un estudio detallado.

Es verdad que la duración media de la vida de los humanos se ha alargado gracias a algunos medicamentos y los avances en la tecnología, pero aunque las personas que llegan a la ancianidad en nuestra sociedad son cada vez más numerosas, a menudo, se encuentran en un triste estado de salud.

Afortunadamente, en la actualidad, van ganando adeptos los partidarios de una dieta específica para ralentizar el envejecimiento. Un estudio de cohorte prospectivo y metacéntrico de personas de edad avanzada en Europa, ha demostrado que una dieta mediterránea modificada, se asocia a una mayor supervivencia y hasta a un 12% de reducción de la mortalidad.

En Occidente hemos meditado poco sobre las etapas de la vida, aunque si lo analizamos bien, están claramente delimitadas. Habitualmente no estamos acostumbrados a pensar en los cambios hormonales asociados al paso de los años, pero debemos tener presente que todos nacemos con la capacidad de poder conservar el equilibrio fisiológico a cualquier edad y en cualquier circunstancia de nuestras vidas.

Volviendo la mirada atrás, en capítulos anteriores comentábamos que para los taoístas el orden cíclico del universo es el cuatro, y ese orden en el hombre lo marca la hipófisis, a través del control hormonal.

La hipófisis, al igual que un reloj, señala el círculo del tiempo. El orden y el tiempo provocan, por transformación, la renovación de todas las cosas que hay en el mundo y esto podría ser representado simbólicamente como: "los hombros del cuadrado ceñidos a la esfera curvilínea".

Todo esto nos conduce a hacernos las siguientes preguntas: ¿Se relaciona el periodo de crecimiento con la duración de la vida? ¿Nuestro límite biológico lo marca la mitad del círculo cuando deja de crecer? ¿Son crecimiento y envejecimiento un proceso diferente o *un continuum*? Nuestras limitaciones como humanos nos impiden dar respuesta a estas cuestiones. Pero lo que sí podemos asegurar, es que todos atravesamos etapas diferentes y que conocer estos cambios, nos permite afrontarlos de una manera más racional y positiva.

Las etapas de la vida están bien diferenciadas por nuestro sistema neuroendocrino. Las manifestaciones a nivel orgánico de este complejo sistema, se vehiculizan a través de los neurotransmisores y las hormonas. Estas cuatro etapas son: la infancia, la pubertad, la madurez sexual y el declive hormonal en la senectud.

Durante la niñez, la secreción de esteroides sexuales, hormonas tiroideas y de la hormona de crecimiento son progresivos, y se producen sin grandes acelerones. De hecho, muchos vivimos la infancia como si ese tiempo fuese la eternidad. Sin apenas darnos cuenta, entramos en la etapa de la pubertad y percibimos en nuestro interior el demonio de la intranquilidad. Algunos jóvenes se sienten como Faetón[5], que quiso llegar a las estrellas en su carro de fuego para escuchar la música sideral en sus oídos...

Todavía nos creemos jóvenes y aún no ha dejado de sonar la música, pero sin esperarlo, nos encontramos en la mitad del círculo. ¿Y por qué nos damos cuenta? Porque nos ha abandonado el carácter de optimismo y el sentido alegre. Además nuestra capacidad productiva es menor; está entorpecida por una debilidad en el sentimiento, por la melancolía o por un desarreglo nervioso.

2.8. Los marcadores biológicos del envejecimiento

La medicina ha de emplear ahora otra escala para remontarse a la causa de las causas: la escala de la molécula.

Guy Claude Burger

A medida que sobrepasamos la edad de los 65 años, ocurren dos fenómenos paralelos, una declinación fisiológica normal y un aumento en la prevalencia de ciertas enfermedades. Es importante distinguir entre envejecimiento normal y enfermedades

---

[5]. En la mitología griega, Faetón (Phaéthôn: brillante, radiante) alardeaba con sus amigos de que su padre era el dios-sol. Éstos se resistían a creerlo, lo cual enojó a Faetón que terminó acudiendo a su padre Helios. Faetón quiso conducir su carruaje, aunque Helios intentó disuadirle, pero Faetón se mantuvo inflexible. Cuando llegó el día, Faetón se dejó llevar por el pánico y perdió el control de los caballos que tiraban del carro. Zeus fue obligado a intervenir golpeando el carro desbocado con un rayo para pararlo, y Faetón se ahogó en el río Erídano (Po).

propias del envejecimiento, porque aunque ambos procesos se relacionan entre sí, existe una declinación fisiológica que es independiente del desarrollo de la enfermedad.

En general, el declive de la función fisiológica se inicia a partir de la edad de 30 años, cuando el rendimiento humano ha alcanzado su máximo. La tasa de declive varía, oscilando entre un 0,5% al año en personas con un estilo de vida óptimo y hasta un 3% en personas sedentarias y con sobrepeso.

A pesar de la heterogeneidad interindividual del proceso de envejecimiento, existen unos biomarcadores comunes en todas las personas. Conocer estos marcadores biológicos es clave, ya que algunos de ellos pueden mejorarse con determinados programas de nutrición y ejercicio.

No puede decirse que el cáncer sea un marcador del envejecimiento puesto que no todo el que envejece enferma de cáncer, de hecho la causa principal de muerte en los países industrializados no es el cáncer, sino la enfermedad cardíaca. Sin embargo la pérdida de masa muscular y masa ósea, sí parecen ser un marcador universal del envejecimiento.

Los cambios asociados al envejecimiento son múltiples, y su análisis completo pudiera derivar en una lista interminable, así que por dicho motivo, vamos a centrarnos en los sistemas que son los de mayor relevancia por la elevada prevalencia de sus alteraciones, así como por sus importantes consecuencias sobre la salud y la enfermedad.

Casi siempre las investigaciones han de empezar por el final, por los hechos, así que me hice la siguiente pregunta: ¿Cuáles son los marcadores comunes de la enfermedad y el envejecimiento? Quizás respondiendo a esta pregunta, contestaría a muchas otras que dieron pie a encontrar algunas explicaciones.

A continuación, se muestra una tabla que engloba la mayoría de los marcadores biológicos que conocemos en la actualidad, relacionados con el envejecimiento.

Biomarcadores del envejecimiento

SISTEMA ENDOCRINO	- Descenso de las hormonas sexuales: testosterona, estrógenos y progesterona - Disminución de la GH (hormona de crecimiento) con pérdida de masa muscular - Aumento de los valores de insulina y mayor resistencia a su acción - Disminución en la producción de la hormona tiroidea T3 (triiodotironina) - Aumento de grasa visceral e infiltración grasa
SISTEMA RENAL	- Descenso del aclaramiento de creatinina y del filtrado glomerular - Menores niveles de renina - Adelgazamiento de la corteza y engrosamiento de la membrana basal glomerular - Tendencia a la acidosis metabólica y menor capacidad para concentrar la orina - Menor hidroxilación de la vitamina D - Resistencia a la acción del sistema renina angiotensina con aumento de los niveles de angiotensina y aldosterona
SISTEMA CARDIOVASCULAR	- Rigidez vascular y cardíaca: Aumento de matriz de colágeno en la túnica media y pérdida de fibras de elastina - Mayor disfunción endotelial - Hiperactivación del sistema nervioso simpático: mayor riesgo de arritmias - Hipertrofia cardiaca: engrosamiento del septum - Disminución cardiomiocitos y aumento de matriz extracelular - Descenso del gasto cardiaco
SISTEMA PULMONAR	- Descenso de la capacidad vital - Descenso del reflejo tusígeno y la actividad ciliar
SISTEMA INMUNITARIO E INMUNOESQUELÉTICO	- Mayor producción de factores inflamatorios - Descenso de la actividad de las células T - Descenso de las células natural killer para luchar contra las infecciones y la carcinogénesis. - Disminución de la fuerza con aumento de las caídas
SISTEMA NERVIOSO CENTRAL	- Menor masa cerebral - Aumento del líquido cefalorraquídeo - Pérdida neuronal y cambios no generalizados de la arborización neuronal - Menor velocidad de procesamiento - Disminución de la memoria de trabajo - Menor destreza motora - Disminución de neurotransmisores: serotonina, dopamina, acetilcolina

Estos determinantes biológicos, predicen en gran medida la forma en que envejece una persona, por lo que al menos, pueden tenerse en cuenta como marcadores clínicos indirectos del envejecimiento. De hecho, estos biomarcadores se asocian a una mayor probabilidad de sufrir las enfermedades crónicas relacionadas con la edad.

A día de hoy, muchos de los que nos dedicamos a la medicina todavía nos preguntamos por qué es tan difícil, a pesar de los importantes avances tecnológicos, tener un envejecimiento saludable y exitoso.

Caso clínico: Una realidad apartada del orden natural

Javier había cumplido 44 años y vivía sólo. No le gustaban las relaciones duraderas. Toda su vida la dedicaba en cuerpo y alma a su profesión de médico; ejercía la Urología e invertía mucho tiempo libre en sus proyectos de investigación. Todo parecía transcurrir con orden y normalidad en su vida: El despertador sonaba cada mañana a las 6:30 horas y posteriormente, tras una refrescante ducha, bajaba a desayunar al bar de la esquina. Allí Aurora, la dueña del bar, siempre le servía un delicioso café con espuma y unas tostadas con mantequilla. Después del desayuno y de cruzar algunas palabras con Aurora, Javier se dirigía al hospital y a las 8:00 horas, ya estaba dispuesto para entrar en quirófano.

Dependiendo de la programación quirúrgica y después de comer algo rápido, solía llegar a casa a partir de las seis de la tarde. Allí se servía un café bien cargado y trabajaba un par de horas en alguno de sus artículos pendientes de publicación.

Posteriormente y siempre con prisa, preparaba la bolsa de deporte y se instalaba satisfecho en el gimnasio a realizar sus tablas de musculación.

Aparentemente, lo tenía todo controlado. Pero desde el mes de mayo, su jefe lo había incluido en el programa de trasplantes renales, y lógicamente, además de una mejora profesional, aquello significaba más trabajo. Sin embargo, Javier, no quería abandonar sus publicaciones, así que robaba horas al sueño a base de café.

Los últimos meses habían sido bastante duros, y una bioquímica extrema a consecuencia del estrés, le estaba jugando una mala pasada. Había ganado casi 5 kilos que amenazaban su cuerpo de atleta y su rostro comenzaba a desfigurarse. Le costaba sonreír y su mirada parecía más prolongada de lo habitual.

Un martes lluvioso a las 7:00horas, una ambulancia había traído a Javier al servicio de Urgencias. Respiraba con dificultad y se agarraba al pecho. Ante estas circunstancias y al comprobar en el electrocardiograma la presencia de un supradesnivel del segmento ST (que explora la cara anterior del corazón), decidimos su traslado inmediato a la sala de hemodinámica, con el diagnóstico de infarto agudo de miocardio anterior extenso.

Durante la coronariografía, se demostró la presencia de una oclusión trombótica de la arteria descendente anterior a nivel del ostium, así que se le realizó una angioplastia coronaria transluminal percutánea primaria (ACTP), con implantación de un stent directo con éxito y sin complicaciones.

A las pocas horas, Javier fue trasladado a una habitación del servicio de Cardiología, donde varios compañeros le sonreían satisfechos, pero Javier apenas hablaba. A pesar de que lo habían salvado, parecía muerto.

Posteriormente me confesó que aquel fatídico martes sintió que había perdido el control sobre su vida. El templo de su propio orden se había desmoronado.

Pasaron varios meses hasta que volví a ver a Javier. Su aspecto era formidable. Me dijo que había cambiado algunos de sus hábitos y que, al menos temporalmente, había dejado de escribir. Ahora respetaba las horas de sueño y se lo tomaba todo con mucha más calma. Me confesó que su principal meta era vivir y por eso había aprendido a respetar el orden natural de las cosas.

Había algunos aspectos en el caso clínico de Javier que necesitaban ser analizados en profundidad. Le pedí a una de las residentes de segundo año de Cardiología que nos expusiera su historia en la sesión clínica del jueves. Estaba nerviosa, así que habló rápidamente, con cierta desigualdad en la pronunciación de las palabras.

Presentó el caso como el de un hombre adulto normal, sin factores de riesgo conocidos, con una familia normal, una alimentación normal... tan sólo 44 años y un infarto de miocardio mortal.

Desde luego, la variabilidad de lo considerado "normal" siempre ha atraído poderosamente mi atención. Es verdad que los parámetros analíticos estaban dentro de la normalidad, excepto que presentaba una discreta elevación del ácido úrico y el HDL era de 43 (valor normal de 45).

Pero este caso, era un caso torcido, de esos que podríamos llamar "variantes patológicas de la normalidad", lo que constituía una buena enseñanza para todos.

Habitualmente en nuestra sociedad, lo más común es no interrogarse sobre las cosas. Eso no es difícil, pero sacrifica la verdad. Por eso, cuando se presentan este tipo de casos me esfuerzo en hacer todas las preguntas en voz alta, porque aunque yo no las haga, están presentes en los "vacíos de la historia clínica" y dan, por otra parte, una imagen más completa de la realidad.

Para explicarnos por qué un hombre joven, sin ningún factor de riesgo conocido salvo una discreta hiperuricemia (no era fumador, ni diabético, y su colesterol total era normal) había sufrido un infarto de miocardio extenso, sólo podía haber dos posibilidades, que no eran excluyentes entre sí. Por un lado están los cambios hormonales propios de la edad y por otro, un mayor estrés de lo recomendable.

Todos estamos expuestos al estrés en aquellas situaciones en las que realizamos, al igual que Javier, unos esfuerzos inmoderados o cuando nuestro cuerpo se halla debilitado por una nutrición o complexión deficiente, debido a la falta de ejercicio que lo fortalezca.

Sabemos que el estrés es una de las situaciones que genera más **radicales libres**. Los radicales libres son moléculas muy inestables, con gran poder reactivo, producto del metabolismo celular normal. Pero cuando se producen en exceso, atacan las membranas celulares y el ADN. Las situaciones con **más generación de radicales libres** son, además del estrés: el tabaquismo, las dietas hipercalóricas, el ejercicio físico extenuante, la contaminación ambiental, y la radiación ultravioleta.

Por otro lado, los antioxidantes celulares son un conjunto de distintas sustancias (vitaminas, minerales y enzimas) cuya función es neutralizar el efecto nocivo de los radicales libres. El desequilibrio entre los radicales libres y las sustancias antioxidantes conduce a una situación de **estrés oxidativo** y provoca una **mayor elevación de los niveles de cortisol.**

La **elevación crónica del cortiso**l es responsable de una serie de efectos adversos en el cuerpo, tales como mayor resistencia a la acción de la insulina, retención de sodio con aumento de la tensión arterial, inmunosupresión, úlceras gástricas, cefaleas y pérdida de densidad ósea, entre otros.

Con el paso de los años, el hipotálamo se vuelve menos sensible a los efectos inhibitorios del cortisol y algunos estudios confirman que la respuesta al estrés es más intensa y de mayor duración cuanto más avanzada es la edad.

Aunque el estrés oxidativo justifica el infarto agudo de miocardio que había sufrido Javier, cuando profundizamos sobre los parámetros analíticos objetivamos **unos niveles de ácido úrico** ligeramente elevados (hiperuricemia). Según la literatura científica, la **hiperuricemia** suele relacionarse con la presencia de otros factores de riesgo cardiovascular como son **la resistencia a la insulina y el estrés oxidativo**.

El ácido úrico también aumenta en pacientes que toman de forma crónica diuréticos y que beben alcohol (pero este no era el caso de Javier).

En las siguientes analíticas realizadas en la consulta de revisión, se comprobó que sus niveles basales de insulina estaban por encima de lo normal, lo que justificaba claramente la ganancia de peso, el desarrollo de prehipertensión arterial y la hiperuricemia. Así que detrás de toda aquella aparente normalidad, estaba el factor común subyacente a múltiples patologías: **la resistencia insulínica**.

Numerosos estudios epidemiológicos han comprobado la relación entre la hiperuricemia, la hipertensión arterial, la resistencia insulínica, la diabetes y la enfermedad coronaria. La **asociación entre el ácido úrico y la enfermedad cardiovascular** se ha observado no sólo con cifras de hiperuricemia > 6 mg/dL en las mujeres y > 7 mg/dL en los hombres, sino también con cifras entre la normalidad y el límite superior normal (5,2-5,5 mg/dl). La hiperuricemia provoca una **dificultad de liberación del óxido nítrico del endotelio vascular** (que regula el flujo sanguíneo), produciendo una vasoconstricción arterial con tendencia a la hipertensión y dificultad para la captación de glucosa por parte del músculo esquelético, con la consiguiente **resistencia a la insulina.**

Siempre se ha achacado la hiperuricemia a la resistencia insulínica. Por un lado, la insulina reduce la excreción renal de ácido úrico y por otro, la falta de una respuesta adecuada a la insulina, dificulta la liberación de óxido nítrico responsable de un adecuado flujo sanguíneo (originándose **la disfunción endotelial).** Sin embargo, la hiperuricemia puede también preceder a la hiperinsulinemia, a la obesidad, a la diabetes e hipertensión arterial. La hipertensión que se asocia a la hiperuricemia se debe a la vasoconstricción renal debido a la reducción de los niveles de óxido nítrico, con la activación del sistema renina-angiotensina-aldosterona.

Es ampliamente aceptado que la mayor prevalencia de obesidad ha contribuido a una mayor incidencia de hipertensión en la población. En los últimos 200 años, se ha producido un gran aumento de la **ingesta de fructosa** en el mundo desarrollado, lo cual se correlaciona con el aumento de la **resistencia insulínica, la hiperuricemia, la diabetes, la hipertensión y la obesidad.**

Entre los azúcares, la **fructosa** es la única que causa depleción rápida del ATP y aumenta tanto la generación como la liberación de ácido úrico. Los resultados experimentales avalan la relación entre la ingesta de fructosa y las consecuencias metabólicas. Por ejemplo, en ratas alimentadas con fructosa, se ha comprobado el desarrollo de hiperuricemia, hipertensión, alteraciones renales hemodinámicas e histológicas muy similares a las observadas en la hiperuricemia.

La ingestión de otros alimentos (por ej., carnes grasas ricas en purina) o bebidas (como la cerveza), o la exposición a toxinas (como el plomo, en cantidades adecuadas para causar una intoxicación de bajo grado) que alteren los niveles de ácido úrico, también puede contribuir a su aumento y la aparición de **"hipertensión hiperuricémica"**.

Las mujeres rara vez sufren ataques de gota antes de la menopausia, porque las hormonas sexuales femeninas ayudan a mantener bajos los niveles de ácido úrico.

Según un estudio realizado por la Escuela de Medicina de la Universidad de Boston publicado en la revista **Journal of the American Medical Association** en Noviembre del 2010 (JAMA) las bebidas ricas en fructosa pueden causar una acumulación de ácido úrico en la sangre, lo que puede originar un ataque de gota. En este estudio, los investigadores analizaron datos de 78.906 mujeres que participaron en el Estudio de Salud de Enfermeras entre 1984 y 2006. Las mujeres no tenían antecedentes de gota al inicio del estudio. Durante los 22 años que duró el estudio, 778 de las mujeres fueron diagnosticadas de gota. Las mujeres que consumieron dos o más bebidas ricas en fructosa al día, incrementaron su riesgo 2,4 veces. Así que 2 ó más refrescos al día es igual a 2,4 veces mayor riesgo de hiperuricemia y gota.

También se analizó el impacto del consumo de zumo de naranja envasado, encontrando que, en comparación con las mujeres que consumían menos de un vaso de zumo de naranja envasado al mes, aquellas que consumieron más de un vaso al día, tenían un 41 por ciento más probabilidades de desarrollar gota, y aquellas que consumieron dos o más vasos al día, tenían un riesgo 2,4 veces mayor.

¿Pero qué alimentos y bebidas contienen fructosa?

La fructosa, o levulosa, es una forma de azúcar encontrada en las frutas y en la miel. Todas las frutas naturales tienen cierta cantidad de fructosa (a menudo con glucosa), que puede ser extraída y concentrada para hacer un azúcar alternativo. Pero no son las frutas las que más contribuyen al aumento de los niveles de ácido úrico.

Esto significa que se debe reducir el consumo de alimentos ricos en fructosa obtenida básicamente de manera artificial. La fructosa se suele extrae principalmente del **jarabe de maíz**; su uso como endulzante es relativamente reciente, extendiéndose a partir de la década de 1970. A partir de esa década, la fructosa ha ido sustituyendo progresivamente a la glucosa como principal edulcorante industrial.

El jarabe de maíz de alta fructosa está presente en numerosos productos como por ejemplo: gaseosas, bebidas de fruta, bebidas deportivas, productos horneados, caramelos, mermeladas, yogures, condimentos, alimentos enlatados y otros alimentos endulzados.

Por ello, los **diez consejos para todo paciente con hiperuricemia o gota** son:

- Disminución de peso, si existe sobrepeso u obesidad. La reducción debe ser progresiva, ya que una **ingesta calórica muy baja eleva los niveles de ácido úrico,** debido al catabolismo (destrucción) de proteínas del músculo para ser usados como combustible.
- Limitar las bebidas alcohólicas, en caso de consumirlas. Se deben evitar, sobre todo, las cervezas o los licores.
- Mantener una adecuada hidratación con agua y evitar beber "refrescos" o cualquier tipo de bebida azucarada artificialmente.
- Limitar el consumo de zumos de frutas y algunas frutas ricas en fructosa (frutas tropicales)
- Reducir la ingesta de carnes rojas y evitar las vísceras.
- El elevado consumo de pescado (en especial el azul) y marisco, puede empeorar el cuadro. Una ingesta de 2-3 raciones por semana puede ser adecuada, aunque debe ajustarse en función de la gravedad de la dolencia.
- Priorizar los lácteos desnatados.
- Aumentar el consumo de proteínas vegetales, verduras, legumbres.

- Evitar las transgresiones dietéticas agudas (atracones esporádicos, indulgencia, etc.).
- Evitar otros factores de riesgo cardiovascular: dieta rica en sal, tabaquismo y sedentarismo.

Quizás después de haberse publicado el artículo sobre la relación de la fructosa y la hiperuricemia en la revista JAMA, podamos entender mejor las palabras de George Ohsawa cuando preconizaba que existen numerosas enfermedades que se desarrollan en quienes **comen frutas crudas** (sobre todo tropicales o fuera de temporada) y **ensaladas crudas en abundancia.**

Ohsawa afirmaba que enfermedades como la hipertensión, la insuficiencia cardiaca, el asma, cataratas y determinadas alergias se ven con más frecuencia en grandes consumidores de frutas crudas.

Sus palabras quedan reflejadas en los siguientes párrafos:

No me lo puedo creer. No entiendo esta imitación ciega por parte de médicos y enfermos que siguen y repiten los juicios de otros como un fonógrafo.

¿De dónde viene esta incomprensión sin igual e impensable? ¿Por qué son buenas las frutas?

¿Es esto empírico? No. No está justificado científicamente tampoco.

¿Estáis totalmente satisfechos de pareceros a los monos y de quedaros en su nivel de inteligencia?

¿Y por qué el hombre ha inventado entonces el fuego?

¿Queréis acaso eliminar la diferencia entre la civilización del hombre y la vida salvaje de los animales o de los aborígenes?

Podemos verificar muy fácilmente el efecto dilatador de las frutas. Dad algunas frutas a un niño que tiene tendencia a las micciones nocturnas y no fallará la misma noche de la ingesta. Dad algunas frutas durante algunos días, sobretodo higos, a una mujer embarazada y veréis como tendrá un parto prematuro...

Quien toma fruta a diario se verá privado de deseo sexual. Quien es más o menos yin de constitución, ya sea de nacimiento o por una alimentación frugívora, olvida el deseo para siempre, se vuelve cada vez más piadoso y considera la sexualidad como detestable y odiosa.

La despoblación de una comunidad o de un país se hace patente cuando son frugívoros. Esto se plasma en las cartas demográficas.

Las mujeres frugívoras tienen menstruaciones irregulares. Los cancerosos son también los que gustan siempre de productos azucarados y comen fruta continuamente.

Os recomiendo que verifiquéis mi teoría comiendo o dando a alguien una o dos frutas a diario para que podáis constatar la tendencia a la hipertensión cardíaca que provoca a corto plazo.

Limitad el consumo a las frutas originarias de vuestra localidad o cultivadas en un radio de 300km (esto concierne también los tomates, melones y calabacines).

Quienes aman y comen perpetuamente muchas frutas, se vuelven a la larga desconfiados, celosos, miedosos, dudosos, frioleros y acaban con alguna enfermedad cardiaca."

Guía macrobiótica zen" Sois todos sanpaku"

George Ohsawa

TERCERA PARTE

ENVEJECIMIENTO Y ENFERMEDADES DEGENERATIVAS

3.1. La inflamación y la enfermedad cardiovascular

El gran público es inteligente.
Cada vez comprende mejor un lenguaje científico equilibrado, puesto a su alcance.
Henri Joyeux

Llegados a este punto, y rindiéndonos ante los hechos, podemos afirmar sin miedo a equivocarnos, que múltiples enfermedades crónicas degenerativas comparten los mismos mecanismos patogénicos. La **inflamación** es un mecanismo subyacente común a estas patologías, y de ahí la importancia de conocer sus implicaciones y consecuencias para un buen uso de las terapias antiinflamatorias.

En una revisión de 2007, James S. Forrester describió la evolución de la ruptura de la placa de ateroma y su participación en los síndromes coronarios agudos. La biología celular de **la ruptura de la placa,** sugiere que la inflamación desempeña un papel primordial. Las citoquinas implicadas son el factor de necrosis tumoral (TNF alfa), la inteleuquina 6 (IL-6) y la interleuquina1 (IL-1) entre otras. Pero este fenómeno inflamatorio que se observa en la ruptura de placa, no es exclusivo de la aterosclerosis, sino que existen otras enfermedades como la diabetes, el síndrome metabólico, la enfermedad coronaria y la demencia tipo Alzheimer, que se caracterizan por valores elevados de citoquinas, mayor apoptosis celular ("suicidio"celular) y fibrosis progresiva.

La proteína C-reactiva de elevada sensibilidad (hsPCR), es un marcador de inflamación que añade valor pronóstico. Niveles elevados de esta proteína se correlacionan con la hipertrigliceridemia, la obesidad central, la hipertensión, y con la resistencia a la insulina. De hecho, los participantes del West of Scotland Coronary Prevention Study (WOSCOPS) que presentaban altos niveles de hsPCR, tuvieron un riesgo 4 veces superior de presentar diabetes.

Como señalamos previamente, algunas enfermedades crónicas comparten ciertos aspectos fisiopatológicos y clínicos. En cada una de ellas existe una exposición prolongada a un factor que causa inflamación tisular (por ejemplo, partículas de colesterol LDL oxidadas en la aterosclerosis o acúmulo de beta-amiloide en la enfermedad de Alzheimer). En este sentido, el uso de estrategias terapéuticas antiinflamatorias representa un intento por revertir la progresión de tales patologías.

Se ha comprobado que en pacientes con síndrome metabólico, la administración de rosiglitazona (fármaco insulinosensibilizante) se asocia con una respuesta antiinflamatoria y con la reducción de la concentración de hsPCR. Las estatinas (usadas para disminuir el colesterol) también ejercen una acción antiinflamatoria; disminuyen la expresión de citoquinas y de las moléculas de adhesión. Estos efectos son independientes de la acción hipocolesteromiante.

En un subgrupo de individuos diabéticos, en el Heart Protection Study (HPS), la simvastatina redujo la incidencia de eventos cardíacos en un 27% de pacientes con LDL inferior a 116 mg/dl. Los autores de este trabajo concluyeron que las estatinas deberían considerarse en todos los enfermos con diabetes y riesgo cardiovascular suficientemente alto, independientemente de los valores iniciales de colesterol en sangre.

3.2 La inflamación y la resistencia a la insulina

Es ampliamente conocido que para sobrevivir necesitamos un aporte continuado y suficiente de glucosa. La glucosa es el principal combustible celular, y se metaboliza mediante la vía aeróbica de la glicólisis (metabolismo oxidativo de la glucosa), generándose ATP (trifosfato de adenosina), que es el almacén de energía molecular.

Cuando las concentraciones de glucosa tras las comidas sobrepasan los 70mg/dl en la sangre, estimulan la síntesis de insulina. La insulina es una hormona segregada por las células beta del páncreas, como respuesta a niveles elevados de glucosa, después de haber ingerido alimentos. Esta hormona trasporta los nutrientes a las células para que estas los utilicen en forma de energía, por eso es esencial para la supervivencia.

Una vez que la insulina interacciona con su receptor celular, se activan varias vías de señalización, entre las cuales se encuentran la cascada de las proteínas quinasas (MAP quinasas) y la cascada de la fosfoinositol 3 quinasa (PI-3K).

Mediante la vía de la PI-3K la insulina facilita el paso de glucosa a las células e induce la glucólisis (utilización del azúcar para producir energía). Si los niveles del principal combustible celular (la glucosa) son elevados, la insulina actúa **como una hormona de almacenamiento (o anabolizante):** favorece la creación de depósitos de azúcar en hígado y músculo (glucógeno) y depósitos de grasa (como reservas de energía) evitando su inmediata utilización. En estos casos actuaría como una "llave hormonal con doble cerrojo".

Por otro lado, cuando se produce una bajada de azúcar en sangre, se desencadena una compleja respuesta integrada por la acción conjunta de varias hormonas. Por ejemplo, en situaciones de **ayuno** la secreción de insulina se inhibe. Por el contrario, se produce una liberación de forma aguda **del glucagón y de las catecolaminas** como la adrenalina (con funciones opuestas a la insulina), que libera la glucosa de los depósitos hepáticos (glucogenolisis) y de los ácidos grasos (lipólisis de las grasas). Además, reutiliza los aminoácidos captados desde las proteínas del músculo (proteólisis) para conseguir energía y mantener las funciones del organismo. A continuación, se produce una liberación de la **hormona de crecimiento y del cortisol** (que promueve la liberación sostenida de aminoácidos del músculo); ambos actúan a lo largo de varias horas.

Durante el **proceso fisiológico de envejecimiento**, el exceso de hidratos de carbono provoca una menor capacidad de la insulina para actuar eficazmente en los tejidos destinatarios (en particular músculo, hígado y grasa), con un aumento progresivo de la liberación de insulina, originando lo que se conoce como **Resistencia Insulínica** (RI).

Es decir, a medida que envejecemos, nuestras células responden cada vez peor y el páncreas se ve obligado a producir cada vez más insulina para conseguir la misma respuesta celular.

La patogenia de la resistencia funcional implica una regulación a la baja del receptor, es decir una **desensibilización del receptor** a la acción de la insulina. Cuando existe resistencia a la insulina, esta hormona pierde eficacia respecto a los sujetos normales en un 30-60%, ocasionando una mayor acumulación de lípidos (grasas) en el tejido muscular.

La adiposidad provoca un aumento de los ácidos grasos libres circulantes. Esto lleva aparejado la disminución en la producción de **adiponectina,** un péptido insulinosensibilizante que liberan los adipocitos. Los adipocitos (células grasas) funcionan como un órgano endocrino y generan un **estado inflamatorio crónico**, con elevación de las interleuquinas IL-6, IL-1 y la proteína C reactiva. Esto aumenta todavía más la resistencia a la insulina (RI) contribuyendo a la obesidad.

La causa más frecuente de un depósito ectópico de lípidos en el músculo y el hígado es el consumo de calorías superior al gasto calórico. El descenso de un 10% del peso corporal con una dieta hipocalórica disminuyó notablemente las concentraciones de triglicéridos hepáticos y normalizó la sensibilidad hepática a la insulina, así como la glucosa en ayunas en pacientes con diabetes tipo 2.

En la actualidad, los trastornos del metabolismo de la glucosa son muy frecuentes en la población adulta. La diabetes tipo 2 afecta a gran número de personas en el mundo y es la principal causa de nefropatía terminal y de ceguera. Según las actuales estimaciones, cabe esperar que la prevalencia mundial de diabetes tipo 2 aumente en más de un 75% durante las próximas dos décadas. La resistencia a la insulina es anterior a la disfunción de las células del páncreas, y tiene una importante función en la patogenia de la diabetes tipo 2.

A partir de la tercera década de la vida, se observa una disminución sostenida de la masa muscular, fenómeno conocido como sarcopenia y una disfunción mitocondrial de las fibras remanentes. Por otro lado, con el envejecimiento se observa un aumento progresivo del peso corporal compuesto por grasa, siendo especialmente llamativo el aumento de la grasa visceral. Así pues, en sujetos añosos nos encontramos con la perniciosa combinación **de pérdida de masa muscular y aumento del tejido adiposo**. Ambos son marcadores biológicos del envejecimiento que favorecen la resistencia insulínica y reciben el nombre de **obesidad-sarcopénica**.

Es importante considerar también el sedentarismo (no siempre voluntario) y los hábitos alimentarios de los sujetos mayores. El requerimiento calórico disminuye de forma progresiva con la edad a partir de la tercera década de la vida, así como la actividad física; desgraciadamente los aportes calóricos rara vez se ajustan a las demandas energéticas personales.

Paralelamente al fenómeno de resistencia insulínica, en los sujetos "añosos" se produce una respuesta defectuosa de contrarregulación de la glucosa (menor respuesta de glucagón y hormona del crecimiento frente a la hipoglucemia). Esta condición, asociada a las alteraciones cognitivas y motoras de la edad, hace a este grupo etario más vulnerable y explica el riesgo aumentado de padecer una hipoglucemia fatal en la población anciana.

Pero si la resistencia a la insulina es intrínseca al paso de los años ¿qué podemos hacer para disminuir esta resistencia? ¿Cómo podemos ralentizar sus efectos deletéreos?

Podemos hacer algunas cosas que están al alcance de todos. Varios estudios demuestran que la acción de la insulina mejora con el ejercicio de intensidad moderada, con el adelgazamiento y con fármacos insulinosensibilizantes, así como con la normalización del sueño y disminución del estrés.

3.3. Afectación vascular generalizada. Enfermedad cerebral y cardíaca

> *"Si pudiéramos reducir los fenómenos naturales a su nivel más simple, podríamos comprender la totalidad"*
>
> *John Locke*

Caso clínico: Buenas noticias

Fran no quería abrir el libro de las tragedias de Shakespeare; sentía que lo destruiría.

Pero él no era ningún héroe y finalmente abrió el libro en las páginas marcadas; escena 1, del acto 1 de King Richard y comenzó a leer:

"...Yo, groseramente construido... desprovisto de todo encanto por la pérfida naturaleza, deforme, sin acabar, terminado a medias y tan imperfectamente...que los perros me ladran cuando ante ellos me paro...Y así, ya que no puedo mostrarme como un amante, he determinado portarme como un villano y odiar los frívolos placeres de estos tiempos"

Sin duda, su pasaje favorito; nadie podría describir mejor sus sentimientos. Fran, que había cumplido los cincuenta y cinco, había nacido prematuro, y con el estigma físico de la cojera. Se reconocía a sí mismo en aquellos párrafos; un ser en ebullición dentro de un cuerpo roto.

Desde que tenía siete años tuvo un presentimiento de una existencia más alta; no encontraba nada atrayente en la vida real. Siempre jugaba escondiéndose de otros niños, no quería aprender nada del círculo de lo cotidiano. Así que se había apartado del mundo y se había convertido en un novelista y ensayista de éxito.

Cuando la pasión literaria se adueñaba de él, sus rasgos se desfiguraban. No tenía límites. Así que lo habitual era un whisky para calentarse un poco por la noche y después un café a las cinco de la mañana para terminar el capítulo.

La última semana había sido un infierno. Se sentía consumido, con el hígado envenenado, incapaz de producir nada. Cabeceaba rendido tras una noche larga y estéril. Decidió calentarse frente al fuego de su pequeño estudio de tres por cuatro. Cuando se despertó, no sabía dónde se encontraba. La luz brillaba sobre su cara y las paredes eran blancas. Estaba en el hospital, pero no recordaba nada. Su hermano había dado el aviso; Fran se encontraba inconsciente cuando se lo llevaron.

Se sobresaltó e intentó incorporarse en la cama, pero fue incapaz de mover el brazo derecho; después notó como la saliva se deslizaba por su boca.

Una enfermera de edad mediana acercó la taza de desayuno, mientras dejó caer unas palabras que taladraron sus oídos: "Ha sufrido una trombosis cerebral, ¿me entiende? Claro que la entendía, pero no pudo decir nada, simplemente asintió con la cabeza y miró hacia la ventana....

Entramos el grupo médico acompañado por los estudiantes, que llevaban el historial del enfermo y una carpeta con anotaciones. Comentamos que era muy joven para tener aquella arterioesclerosis generalizada. Los marcadores de inflamación estaban elevados. La glucosa en ayunas era de 119 mg/dl (valor normal: 70-110), la insulina basal de 41,8 (valor normal < 20), la proteína C reactiva de 5,46 (valor normal: < 0,1mg/dl), el colesterol total de 179 mg/dl (valor normal hasta 220) con un LDLc de 116, y un HDLc de 38 (valor normal: 45-70).Desde luego, tendría que cambiar sus malas costumbres. Todo apuntaba a que bebía: las transaminasas estaban bastante altas, sobre todo la GGT, que era de 89 UI/L (valor normal: 5-45) y el ácido úrico era de 8 mg/dl (valor normal: 3,4-7).

El TAC craneal en el momento de su ingreso mostraba datos a favor de una trombosis de la arteria cerebral media izquierda. El electrocardiograma estaba en ritmo sinusal y sin alteraciones, al igual que el ecocardiograma transtorácico. El ecodoppler carotídeo (ultrasonido) objetivó una **placa ateromatosa**[6] en el origen de la arteria carótida interna derecha.

---

[6]. *Una placa ateromatosa es una lesión característica de la arterioesclerosis o ateromatosis. Consiste en una lesión que se produce en la capa interna de la pared arterial. El exceso de colesterol LDL en la sangre (colesterol "malo") se incrusta en la pared del vaso y los glóbulos blancos (monocitos) cubren el LDL para neutralizarlo; pero si hay un exceso se produce un conglomerado de células espumosas muertas, y finalmente se crea una placa grasienta denominada ateroma, disminuyendo el calibre de los vasos y provocando endurecimiento de las arterias. La consecuencia de dichas placas es la posibilidad de la aparición de una trombosis arterial.*

Con el diagnóstico de evento vascular cerebral isquémico en evolución y por estar en tiempo de ventana terapéutica, se decidió iniciar **terapia trombolítica**[7] con base en activador tisular de plasminógeno (rTPA). En el TAC de control no se observó hemorragia postrombolisis ni zonas de isquemia, observándose una buena reperfusión, así que la terapia había sido un éxito y pronto debería comenzar un programa de rehabilitación para recuperarse.

¡Buenas noticias! No se lo esperaba... Se tapó la cara con la mano izquierda y rompió a llorar agradecido. El, que había volado tan alto, ahora se encontraba encadenado a la necesidad de lo más terrenal: poder comer, poder caminar, poder hablar, poder escuchar... poder reír. Poder reír, sin que su propia saliva lo atragantase. Aquello era la felicidad, así de simple. Él que con su arrogancia se había apartado de todo, creyó por un momento que la vida se había vengado... Pero lo había perdonado; así que había vuelto a nacer, pero esta vez, intentaría tocar suelo.

El factor de riesgo más importante para padecer una enfermedad vascular es la edad. Hasta hace poco, el estudio de la enfermedad vascular y la biología del envejecimiento, permanecían separados.

La **disfunción endotelial** de los vasos sanguíneos es uno de los primeros cambios que se observan con el paso de los años y se caracteriza por el **desarrollo de inflamación** y una **menor capacidad de vasodilatación del vaso.** Esto es debido a la menor producción de óxido nítrico y a un aumento en la producción de factores vasoconstrictores en relación con el estrés oxidativo (especies reactivas de oxígeno (ROS).

---

[7]. *La terapia trombolítica es el uso de fármacos para romper o disolver los coágulos de sangre, que son la principal causa tanto de los accidentes cerebrovasculares como de los infartos de miocardio.*

Las condiciones médicas como la hipertensión arterial, la diabetes mellitus, la hipercolesterolemia, el síndrome metabólico y la enfermedad renal crónica, aceleran la disfunción endotelial y el remodelado arterial .La disfunción endotelial precede a los cambios estructurales definitivos de aumento de la rigidez arterial y al desarrollo de la arterioesclerosis. Estos cambios justifican que la presión arterial diastólica aumente sólo hasta los 55 años y luego se estabiliza o disminuye levemente y que la presión arterial sistólica, aumente en forma continua con la edad.

El **aumento de la rigidez arterial** implica una "remodelación del vaso" con una disminución de las fibras elásticas y un aumento de fibras colágenas. Paralelamente, se producen depósitos de calcio en la túnica media con la consecuente microcalcificación y posterior arterioesclerosis.

A partir de estudios observacionales, como el de Framingham, hemos sabido que **el aumento de la presión de pulso (PP)** que mide la diferencia entre la presión arterial sistólica (PAS) y la presión arterial diastólica (PAD), aumenta con la edad, sobre todo en la población mayor de 60 años. Este hallazgo se fundamenta en que, con la edad, la presión arterial sistólica (PAS) aumenta lentamente entre los 50 y 59 años, y muy rápidamente después; mientras que el **componente diastólico aumenta hasta los 50 años y posteriormente tiende a disminuir.** Aunque en la actualidad no es posible definir la presión de pulso normal, diferentes estudios poblacionales han puesto de manifiesto que **una PP superior a 65 mm Hg, se asocia con una mayor morbimortalidad cardiovascular,** constituyendo un marcador independiente de riesgo cardiovascular.

Los **mediadores inflamatorios** producen múltiples efectos deletéreos sobre el corazón y los vasos sanguíneos. Se vio que el TNF-alfa está elevado en los enfermos con insuficiencia cardíaca congestiva (ICC) e interviene en la patogenia y progresión del remodelado del ventrículo izquierdo.

En opinión del Dr. James Forrester, la información en conjunto sugiere que las citoquinas están considerablemente elevadas en el miocardio del corazón con ICC, e inducen alteraciones en la matriz estructural del miocardio con apoptosis de los cardiomiocitos (muerte-suicidio celular).

Otra consecuencia del envejecimiento sobre el corazón, es que disminuye la respuesta fisiológica al ejercicio (reserva funcional) así como la distensibilidad cardíaca. Sin embargo, la función cardíaca en ancianos sanos, no sufre grandes cambios durante el reposo.

A nivel funcional, se produce una disminución a la respuesta fisiológica a las catecolaminas (lo que implica una caída en la capacidad de aumentar la frecuencia cardíaca) y, además, el número de células marcapasos disminuye desde el 50% en la juventud a un 30% en adultos mayores.

El deterioro de la función del sistema nervioso autónomo se refleja **con la pérdida de variabilidad en el ritmo cardíaco.** La variabilidad de la frecuencia cardíaca está coordinada por los sistemas simpático y parasimpático (o vagal), que se encuentran en una interacción constante, para mantener el organismo en un estado de homeostasis. Pero este equilibrio es dinámico, no estático.

La variabilidad de la frecuencia cardíaca, que incluye las fluctuaciones latido a latido, constituye un nuevo indicador prometedor de la salud, y nos informa sobre el riesgo de una persona de padecer cardiopatías y otras enfermedades que implican al sistema nervioso autonómico.

El corazón no es tan sólo una bomba muscular, sino que también es un órgano sensorial que desempeña una función crucial en la codificación y el procesamiento de la información.

En condiciones normales y de reposo, el corazón está bajo el control del nervio vago y, por tanto, bajo dominio parasimpático. Durante la mayor parte de los ciclos del sueño, la digestión y relajación mental (meditación, atención relajada, oración) predomina el sistema vagal. Cuando las condiciones cambian y se introduce un factor estimulante o estresante, entra en funcionamiento el sistema simpático. Cuando el sistema simpático se encuentra hiperactivado, el sistema eléctrico cardíaco puede pasar a ser inestable causando arritmias, agregación plaquetaria, vasoconstricción de las arterias coronarias y aumento del estrés cardíaco con un remodelado ventricular no saludable.

El restablecimiento de una entrada vagal que antagonice estas respuestas simpáticas requiere el buen funcionamiento de los baroreceptores cardíacos (receptores de presión, que producen un aumento del tono parasimpático de forma refleja, en respuesta a cambios de presión arterial).

La variabilidad de la frecuencia cardiaca en relación con la respiración se debe a la respuesta del organismo a la presión intratorácica. Cuando inspiramos, disminuye la presión intratorácica y aumenta la frecuencia cardiaca; cuando espiramos aumenta la presión intratorácica y desciende la frecuencia cardíaca. Así, **cuando respiramos más lentamente**, el equilibrio se desplaza hacia el sistema parasimpático, y de forma global, se ralentiza la frecuencia cardíaca.

En un estado de salud ideal, los sistemas simpático y parasimpático están bien sincronizados, pero existe un dominio del segundo. Cuando se presenta una enfermedad, existe una dominancia simpática.

Con la edad, la variabilidad cardíaca desciende. Las mujeres, conforme avanza la edad, y de forma ostensible durante la menopausia, parecen perder la dominancia parasimpática de forma más marcada y rápida que los hombres de la misma edad (probablemente debido a la caída abrupta de los estrógenos).

Durante la última década, se han ido acumulando indicios que muestran que una variabilidad cardiaca menor, es un factor predictivo independiente de futuros acontecimientos cardiovasculares y de mayor mortalidad (incluyendo muerte súbita relacionada con infarto de miocardio y arritmias fatales).

Una variabilidad en la frecuencia cardiaca baja y el desequilibrio autonómico (sistema simpático-parasimpático) predicen un aumento de los triglicéridos, de la obesidad, de la disfunción endotelial-hipertensión y se correlacionan con una resistencia precoz a la insulina.

La bibliografía apunta varias **intervenciones que pueden aumentar la variabilidad de la frecuencia cardiaca.** En ocasiones, se hace necesario un tratamiento de resincronización cardiaca con marcapasos. Otros tratamientos médicos incluyen bloqueadores beta y algunos antagonistas del calcio. Los inhibidores selectivos de la recaptación de serotonina (ISRS) parecen útiles en individuos ansiosos y deprimidos, mientras que los antidepresivos tricíclicos parecen reducir la variabilidad de la frecuencia cardíaca. El hipérico no provoca cambios en la variabilidad y algunos indicios apuntan a una asociación entre los ácidos grasos poliinsaturados tipo omega 3 (el aceite de pescado) y la mejoría de la variabilidad de la frecuencia cardíaca. Dejar de fumar conduce a una inmediata mejoría de la variabilidad de la frecuencia cardiaca y los resultados en cuanto al ejercicio físico, muestran que el ejercicio moderado mejora la variabilidad. Al igual que el tabaco, la contaminación ambiental también implica un empeoramiento.

Es conocido que ciertos hábitos mejoran la variabilidad de la frecuencia cardíaca y el equilibrio hormonal; como ejemplo, podemos citar la costumbre de algunos países nórdicos conocida como "la zambullida del oso polar" (al pasar de un entorno de temperatura normal a un entorno frío disminuye la frecuencia cardíaca y se incrementa la variabilidad).

Afortunadamente, contamos con otros métodos más sencillos para lograr este objetivo. Para mantener un perfil de variabilidad en la frecuencia cardíaca saludable, las medidas más potentes, seguras y fiables son las simples: mantenerse relajado y desarrollar conscientemente una actitud positiva y de agradecimiento a la vida. Por ello, los profesionales de la salud debemos esmerarnos en explicar a nuestros pacientes que conseguirán una buena forma de vida si priorizan el modo de mantener la felicidad y adquieren hábitos saludables, como son la alimentación equilibrada, el ejercicio moderado, la práctica de una respiración profunda y la meditación.

3.4. La inflamación y el "nudo cerebral": la enfermedad de Alzheimer

"Sólo tenemos la inteligencia para reparar los errores de la inteligencia"
Guy Claude Burger

Los cambios cognitivos asociados al envejecimiento, se correlacionan con múltiples cambios morfológicos y funcionales en el sistema nervioso central. Estos cambios son de gran relevancia biomédica, puesto que son causa frecuente de discapacidad.

El cerebro humano disminuye progresivamente su masa en relación al envejecimiento, a una tasa de aproximadamente un 5% de su peso por década, a partir de los 40 años. El contenido intracraneal se mantiene estable, porque la disminución de masa cerebral se asocia con un aumento progresivo del volumen de líquido cefalorraquídeo.

Las células del sistema nervioso central, al igual que otras células del organismo, presentan cambios en sus componentes en relación con el envejecimiento, tales como aumento del estrés oxidativo, acumulación de daño en proteínas, lípidos y ácidos nucleicos. La disfunción mitocondrial parece jugar un rol muy importante en el envejecimiento cerebral, debido a que participa en la generación de especies reactivas del oxígeno y nitrógeno, implicadas en el daño celular.

En esta línea, se sabe que con la restricción calórica sin malnutrición (una intervención capaz de disminuir la producción mitocondrial de radicales libres y el daño oxidativo en tejido cerebral) disminuye la caída del rendimiento cognitivo asociado a la edad.

Durante los años cincuenta se estableció el concepto erróneo de que el envejecimiento está asociado a una disminución importante y generalizada del número de neuronas corticales. Sin embargo, datos más recientes, basados en interpretación de imágenes, han establecido que la pérdida de neuronas asociada al envejecimiento es mínima y no generalizada. La pérdida neuronal se concentra en regiones bien delimitadas, como por ejemplo el área 8A de la corteza prefrontal, lo que se correlaciona con deterioro en la función ejecutiva.

De manera similar, clásicamente se había descrito una disminución importante y generalizada de la longitud de las dendritas, de su arborización y de sus conexiones sinápticas en múltiples nichos de la corteza cerebral. Sin embargo, actualmente se sabe que en el envejecimiento normal, estos cambios no son generalizados y ocurren en regiones muy delimitadas.

De hecho, se ha demostrado que en algunas zonas del cerebro, incluso hay un aumento de la arborización dendrítica en relación con la edad. Existen cambios en la expresión de genes y proteínas relevantes para la transmisión sináptica, como por ejemplo, canales de calcio y receptores GABA. Debido a esto, se altera el balance entre la neurotransmisión inhibitoria y estimuladora, **a favor de una actividad excitatoria**. Este desequilibrio contribuye a la mayor actividad neuronal observada en la corteza prefrontal, lo que podría generar daño por excito-toxicidad.

La **dopamina**, uno de los neurotransmisores más estudiados muestra una disminución de sus niveles totales en el SNC (especialmente en la pars compacta de la substancia nigra). Además, el número de receptores de dopamina se reduce, especialmente los subtipos de receptores D1 y D2 en el tálamo, la corteza frontal, el girus cingulado anterior, corteza temporal y cuerpo estriado. Este deterioro de la actividad dopaminérgica asociada a la edad, ha hecho plantear la posibilidad de que el cerebro estaría en un continuo preclínico de la enfermedad de Parkinson.

Dentro de las alteraciones consustanciales al envejecimiento, se han descrito disfunciones de otras vías de neurotransmisión, como son la **colinérgica y la serotoninérgica**, relacionadas con la patogenia de enfermedad de Alzheimer y los trastornos del ánimo.

Actualmente, es ampliamente aceptado que en el cerebro adulto, incluyendo el humano, existe neurogénesis, la cual se mantiene activa durante toda la vida. Estas nuevas neuronas se originan en dos nichos específicos: en la región subventricular y en el hipocampo, y han demostrado capacidad para insertarse en los circuitos ya existentes, siendo importantes en procesos como el aprendizaje y la memoria.

El **ejercicio físico aeróbico** ha mostrado mejorar el rendimiento cognitivo en humanos El beneficio cognitivo asociado al ejercicio físico, puede ser explicado por muchos mecanismos, tales como aumento de la perfusión cerebral con estímulo de la angiogénesis y aumento de la neurogénesis, entre otras.

Estudios con imágenes funcionales cerebrales, han revelado que los cerebros de sujetos "añosos", muestran una activación menos coordinada y menos localizada, especialmente en respuesta a estímulos de función ejecutiva en la corteza prefrontal.

De manera similar a los cambios en el número de neuronas y dendritas, los cambios de la función cognitiva asociados a la edad no son uniformes, siendo la memoria y la atención las esferas más afectadas.

Existe un enlentecimiento generalizado en el procesamiento de la información y una disminución en la capacidad de cambiar o alternar el foco de atención. Estas capacidades muestran gran variabilidad entre los sujetos. La capacidad de retener información por períodos cortos de tiempo (memoria a corto plazo) en general sólo muestra un mínimo deterioro con la edad. Sin embargo hay una gran percepción de su deterioro debido a la dificultad de su manipulación. En relación a la memoria de largo plazo, la memoria semántica (memoria a largo plazo asociada al conocimiento) tiende a mantenerse conservada durante el envejecimiento, mientras que la memoria episódica (memoria a largo plazo asociada a lo vivido), está disminuida.

En cuanto a la patogenia de los cambios cognitivos asociados con la edad, **los mecanismos inflamatorios** en el sistema nervioso central contribuyen a las citadas alteraciones mediante interacciones celulares mediadas por citoquinas, especialmente entre neuronas y células de la glía (células con la función de soporte de las neuronas).

Este es un fenómeno cada vez más estudiado en el caso de patologías neurodegenerativas como la enfermedad de Alzheimer y la demencia vascular. En la primera de ellas, los depósitos de beta-amiloide y las redes de neurofibrillas, son características histológicas que se observan en el tejido cerebral dañado. En la periferia de dichos depósitos, hay un marcado incremento de la expresión de citoquinas inflamatorias.

La inflamación, demostrada por elevación de los niveles de hsPCR, también parece preceder a la aparición de enfermedad de Alzheimer. Los investigadores del Honolulu-Asia Aging Study determinaron la concentración de hsPCR en 1050 hombres clasificados en cuartiles según los niveles de PCR. En comparación con los sujetos con PCR en el cuartil inferior (por debajo de 0.34 mg/l), los enfermos con PCR en los tres cuartiles superiores, tuvieron un riesgo tres veces más alto de presentar enfermedad de Alzheimer o demencia. Más aún, esta correlación fue independiente de otros factores de riesgo cardiovascular.

Los autores del trabajo concluyeron que ciertos marcadores inflamatorios pueden relacionarse con la demencia y que dichos indicadores pueden ser detectados mucho antes de que aparezcan manifestaciones clínicas de la enfermedad.

¿Qué relación existe entre la diabetes tipo 2 y la enfermedad de Alzheimer?

Los hallazgos publicados recientemente en la revista Neurology, apuntan a una explicación de por qué las personas con diabetes tipo 2 tienen un riesgo más alto de sufrir enfermedad de Alzheimer. El estudio halló que las personas con diabetes tipo 2 tenían una mayor acumulación de nudos cerebrales, incluso si no tenían demencia ni problemas leves con la memoria y el pensamiento.

Esto significa que la diabetes tipo 2 podría provocar anomalías cerebrales que se añaden a otros cambios degenerativos y que, finalmente, desembocan en la demencia, explicó el investigador principal del estudio, el Dr. Velandai Srikanth.

Sin embargo, este estudio muestra solamente una correlación entre la diabetes tipo 2 y los nudos cerebrales. No está claro si la diabetes tipo 2 es la causa, dado que hay muchos otros factores que deben tenerse en cuenta, por ejemplo, la obesidad. De hecho, otros estudios han vinculado la obesidad con una mayor acumulación de nudos cerebrales.

Los estudios han mostrado que las personas con diabetes tipo 2 tienen casi el doble de riesgo de contraer Alzheimer u otras formas de demencia que las personas sin diabetes. Esto podría explicarse por el daño directo que provocan unos niveles de azúcar crónicamente elevados en la sangre. Además, la diabetes se relaciona con tasas más altas de accidentes cerebrovasculares y con el estrechamiento de las arterias que suministran sangre al cerebro, según el estudio de Srikanth.

Pero también podría estar relacionado con la degeneración del tejido cerebral, dado que las personas mayores con diabetes tendían a mostrar un "encogimiento" del tamaño cerebral mayor que las personas que no presentan la enfermedad.

A todos los participantes de dicho estudio se les realizó una resonancia cerebral y, a aproximadamente a la mitad, se le tomaron muestras del líquido cefalorraquídeo para medir los **niveles de proteína beta-amiloide y tau**, unas proteínas que conforman las placas y los nudos observados en el cerebro de los afectados por la enfermedad de

Alzheimer. La investigación halló que las personas con diabetes sufrían un adelgazamiento mayor de la corteza cerebral, la zona con la mayor concentración de células nerviosas. Las personas con diabetes tipo 2 también tenían niveles más altos de proteína tau en su líquido cefalorraquídeo, lo que indica que hay más nudos en el cerebro.

De este estudio pueden extraerse importantes implicaciones terapéuticas, ya que **prevenir la aparición de la diabetes mediante** buenos hábitos alimentarios y ejercicio, podría ser un modo de evitar la enfermedad de Alzheimer. Una vez desarrollada, mejorar el control de la diabetes, podría ser un modo de combatir la formación de nudos en el cerebro.

Pero, por ahora, no está claro por qué la diabetes está relacionada con la acumulación de la proteína tau. Srikanth considera que probablemente sea multifactorial: por un lado estaría el nivel alto de azúcar en la sangre de forma crónica, que fomenta un proceso llamado **"glicosilación"** (en el que las moléculas de azúcar se adhieren a las proteínas) y por otro **la inflamación de baja intensidad en todo el cuerpo:** un estado que se observa en la diabetes y en otras afecciones crónicas.

Según Srikanth la obesidad también podría ser parte del rompecabezas. Recientemente, un estudio estadounidense publicado en la revista Molecular Psychiatry informó de un vínculo entre la obesidad en la mediana edad y el inicio más temprano del Alzheimer.

Las autopsias cerebrales también revelaron que los pacientes de Alzheimer que habían tenido mucho peso a los 50 años de edad, tenían más nudos cerebrales que los que habían tenido un peso normal.

La obesidad, anomalías en el metabolismo de la grasa y muchos otros problemas de salud podrían contribuir al aumento de proteína tau a través de distintas vías.

CUARTA PARTE

EL TESORO DE LA SALUD A TRAVÉS DE LA ALIMENTACIÓN

4.1. La prescripción dietética para el control hormonal

"Y sin saberlo, el hombre pierde así su salud, que no ha llegado a conocer"

George Ohsawa

La prescripción dietética es un acto médico terapéutico al igual que la prescripción medicamentosa y, de hecho, siempre que una enfermedad pueda beneficiarse de ella, es la primera herramienta terapéutica que suelo utilizar.

Una vez que me aproximo al enfermo en la primera consulta, establezco un diagnóstico de presunción, valoro el estado nutricional y analizo detalladamente la medicación que toma el paciente para descartar posibles interacciones medicamentosas. Este último punto es fundamental para evitar posibles efectos secundarios que estén motivando la consulta del enfermo.

Algunas veces, la medicación administrada no está produciendo en ese momento ningún beneficio y, por el contrario, puede estar debilitando la salud del enfermo, así que, en ese caso, suprimo dicha medicación.

Además, en esta primera consulta, intento exponer de forma adecuada mi opinión sobre la causa de la enfermedad y que el paciente comprenda la necesidad de emprender un cambio en su estilo de vida que pueda ayudarle a transformar su situación. Si creo que la medicación es eficaz, al menos de forma parcial para el control sintomático de su enfermedad, la mantengo.

Caso clínico: No quería ser Penélope

Yo tenía veintiséis años cuando conocí a Isabel. Era una de esas enfermeras maravillosas que te ayudan cuando aterrizas en el servicio de urgencias y apenas sabes lo que es un enfermo. Con una sonrisa en la boca, lograba que el paciente se sintiese bien atendido y que los médicos más inexpertos trabajásemos mejor. La recuerdo como una persona muy vivaz y cargada de energía. Durante un tiempo la perdí de vista, porque se había ido a trabajar a un centro de atención primaria. Habían pasado quince años cuando volví a coincidir con ella en la puerta de la consulta de Cardiología. La encontré francamente delgada y triste. Apenas estuve unos minutos hablando con ella, pero me dijo que se alegraba mucho de verme y me pidió que la atendiese. Por supuesto le di una cita en cuanto tuve oportunidad. Habían pasado muchos años, pero nunca los suficientes para olvidar su inestimable ayuda y humanidad.

Cuando llegó al despacho y se sentó frente a la mesa, la encontré muy apática. Traía su electrocardiograma en la mano y los últimos análisis que le habían realizado. Lo primero que me dijo fue que estaba de baja porque sufría taquicardias. Empezó a quejarse de que ya no servía para nada, y después se puso a llorar. Le pedí que se tranquilizase. Necesitaba realizarle una historia clínica detallada desde el principio.

Me confesó que cuando me conoció, estaba en su mejor momento; se sentía atractiva y competente. Pocos años después, se había casado con Miguel, un médico de familia al que adoraba, y habían tenido un hijo. Pero desde que había cumplido los cuarenta y ocho años se sentía fracasada, como mujer y como madre. Se encontraba de mal humor permanentemente y sin ganas de hacer nada. No le gustaba salir de casa, porque desde que le habían comenzado las taquicardias, sufría ataques de pánico. Miguel había intentado ayudarla, pero Isabel se había ido aislando cada vez más de su marido y de su entorno social. Miguel comenzó a quejarse de que llevaban una vida muy solitaria y aburrida. El último año Miguel comenzó a salir con sus amigos cada vez con más frecuencia y apenas contaba con Isabel para ningún proyecto en común. Isabel se encontraba enferma y culpable.

Yo intuía que detrás de aquello había algo más que no me estaba contando. Me mostró la analítica que le habían realizado. Todos los parámetros hormonales se encontraban dentro de la normalidad, incluyendo las hormonas tiroideas, los estrógenos y progesterona, aunque no le habían solicitado la insulina ni el cortisol. El electrocardiograma mostraba un ritmo normal de 75 latidos por minuto y un bloqueo incompleto de rama derecha sin otras alteraciones significativas. El colesterol LDL era de 170 (valor normal: hasta 150 sin factores de riesgo), el HDL de 34 (valor normal: 45-70), los triglicéridos de 215 (valor normal: 30-200) y el ácido úrico de 8 (valor normal: 3,4-7). Su tensión arterial era de 145/95, y los cardiólogos le habían prescrito un atenolol 50 (fármaco beta bloqueante) para mantenerla por debajo de 140/90.

¿Pero qué estaba comiendo Isabel para tener aquel colesterol y ese ácido úrico? Cuando se lo pregunté, torció el gesto. Me dijo que había comenzado varias dietas sin éxito, porque quería mantenerse delgada y con aspecto juvenil. El último año, seguía a raya la última dieta hiperproteica de moda de las famosas. Esta consistía en comer altas dosis de salmón y pavo que acompañaba con unas buenas raciones de fruta y verduras. Había suprimido casi por completo los cereales (pan, pasta y arroz) y apenas probaba las patatas. Había leído que la ayudaría a eliminar la sensación de hinchazón y a mejorar la firmeza de su piel.

Ahí estaba la clave de sus desdichas. Esta situación me recordó una de las declaraciones más atrevidas de Nietzsche, cuando afirma que "la mujer está más emparentada que el hombre con la naturaleza, y que permanece al igual que ella, en todo lo esencial". Isabel estaba actuando contra su propia naturaleza; el descenso de las hormonas sexuales durante la menopausia condicionaban la ganancia de peso que estaba experimentando, y eso puede corregirse hasta cierto punto, sin llegar al extremo.

Traté de explicarle que, a partir de cierta edad, no podemos pretender ser mujeres olímpicas, y por supuesto Isabel no quería ser Penélope. La delgadez que se consigue con este tipo de dietas hiperproteicas se basa en mantener un estado de acidosis metabólica en el organismo. Esta acidosis puede tolerarse durante cortos períodos de tiempo y cuando uno no ha superado los treinta y cinco años. Pasados los cuarenta, el nivel de nuestras hormonas determina cuanta acidosis más podemos soportar sin sufrir taquicardias, hipertensión arterial, ataques de pánico, temblores, espasmos musculares... e incluso dolencias más graves.

¿Pero qué es lo qué estaba pasando en realidad a Isabel? ¿Por qué estaba tan irritable y sufría taquicardias?

El cerebro necesita una dosis de glucosa continua en sangre para funcionar correctamente. El peligro de mantener dietas **muy bajas en hidratos de carbono y ricas en proteínas** es que el organismo no tiene suficientes azúcares para almacenar como **glucógeno.** Esto condiciona una mayor liberación del cortisol, con la consiguiente obtención de glucógeno a partir de los aminoácidos del músculo. El aumento a largo plazo del cortisol, hace que se genere **una mayor resistencia a la insulina** y una **hiperfunción del sistema nervioso simpático.** Debido a esto, por un lado el músculo degradado se sustituye por depósitos de grasa y, además, con el tiempo, se recupera el peso perdido y empeora el estado de salud. La hiperactivación del sistema simpático es responsable de síntomas como mareo, temblores, taquicardias, cólicos abdominales, diarreas y elevación de la tensión arterial entre otros. Para evitar que se dispare sin control, hay que garantizar que en **cada comida** se incluyan los tres principios básicos de la alimentación en una adecuada proporción: **hidratos de carbono (60%-65%) proteínas (20-25%) y grasas (10-15%).**

Los **hidratos de carbono** estimulan la producción de insulina que garantiza que las células capten la glucosa para transformarla en energía. La función de la **proteína** es estimular la producción de glucagón, que mantiene estables los niveles de azúcar en sangre mediante la liberación del glucógeno almacenado en el hígado. Por otro lado, las **grasas** ayudan a que la absorción de glucosa sea más lenta, por lo que evitan su caída brusca en la sangre. Si en cada comida no se combinan los hidratos de carbono con proteínas y grasas, los niveles de azúcar en sangre descienden rápidamente, con la consiguiente sensación de hambre y necesidad de tomar nuevamente azúcar.

Por otro lado la combinación de proteínas y suficientes hidratos de carbono es fundamental para el buen funcionamiento de los neurotransmisores cerebrales, que comentaremos en el siguiente apartado.

Desde que nacemos, la alimentación actúa sobre nuestro metabolismo y condiciona nuestro estado de salud. Sin embargo, de forma general, **a partir de los 40 años** comienzan a manifestarse los cambios hormonales asociados con la edad, y es cuando somos más vulnerables a lo que ingerimos. Así que, si queremos mantenernos delgados y saludables, debemos tener en cuenta algunas cosas fundamentales:

- Dado que con la edad aumenta la resistencia a la insulina, el objetivo es combinar los alimentos para mantener sus niveles dentro de unos valores compatibles con la salud.

- La resistencia a la insulina mejora con el ejercicio físico, la relajación, con la ingestión de la mayoría de los vegetales, algunas frutas como el kiwi, y con oligoelementos como el magnesio.

- En cada comida se deben incluir los tres principios básicos de la alimentación en una proporción adecuada: un 60-65% de hidratos de carbono, un 15-20% de proteínas, y un 10-15% grasas. **Del 60% de hidratos de carbono, un 10-15% deben pertenecer a los hidratos de baja densidad (verduras)** preferentemente cocidas y el resto deben provenir preferentemente de cereales integrales y legumbres.

- Una alimentación compuesta básicamente por alimentos como frutas, azúcar, hidratos de carbono tipo pan refinado y ensaladas crudas, sin apenas proteínas ni grasas, hacen que nuestros órganos se desarrollen débiles e inactivos; y en general, aumentará nuestra vulnerabilidad a las infecciones.

- Si no se ingieren los suficientes hidratos de carbono, se produce una combustión de los aminoácidos de las proteínas. Esta metabolización produce urea y un resto sin nitrógeno, que se convierte en glucosa o ácido acetoacético. En casos extremos de dietas hiperproteicas, se puede producir un **ataque de cetosis,** con tendencia a provocar hiperuricemia e hipercolesterolemia con aumento de la resistencia a la insulina.

- El **estado de cetosis** (exceso de producción de ácidos) mantenido en el tiempo, origina una estimulación creciente del **sistema renina angiotensina aldosterona** (eje dependiente del riñón) con el objetivo de corregir el pH ácido. La aldosterona produce una eliminación de los residuos ácidos en forma de H^+, con retención de Na^+, eliminación de K^+ y elevación de la tensión arterial. Paralelamente, existe una **hiperestimulación del sistema nervioso simpático,** causando un mayor estrés oxidativo y envejecimiento celular.

Cualquier dieta que se considere equilibrada debe cumplir varios requisitos: ser fácilmente **digerible, asimilable y eliminable**. De hecho una eliminación insuficiente de los residuos, provoca un estancamiento de los órganos debido al acúmulo de toxinas. Así que debemos asegurarnos que las funciones orgánicas vitales y de drenaje, funcionan de forma apropiada. Además de la eliminación de los residuos morbosos, es muy importante la regulación del sistema simpático y del parasimpático a través de la alimentación. De hecho, a través de una terapia nutricional bien enfocada, el sistema nervioso disminuye su irritabilidad de forma espectacular y se disuelven los nudos psíquicos somatizantes.

Desgraciadamente en los últimos tiempos ha habido tantas teorías sobre las dietas y sus combinaciones, que muchas personas no saben bien a quien hacerle caso.

En la naturaleza todo está ordenado. Adaptarse a los cambios producidos por la edad y los dictados por naturaleza, probablemente sea la principal herramienta para conservar nuestra salud. Los médicos que usamos la dieta como una opción terapéutica más, debemos adecuar la alimentación a la variabilidad de los ciclos estacionales y hormonales del enfermo.

Así, en invierno, habitualmente no se deberían tomar alimentos crudos mientras que en el verano, lo normal es aumentar el consumo de todo tipo de ensaladas vegetales.

En los climas fríos, han de comerse verduras de raíz que generan más calor y en los climas cálidos, debe darse prioridad al consumo de hojas que refrescan. Por ejemplo en invierno, debería intentar contrarrestarse el frío con una dieta rica en **alimentos que generen calor** como guisos, potajes, legumbres, mayor cantidad de cereales y verduras de raíz con proteína animal. Al mismo tiempo, es adecuado evitar las ensaladas y los alimentos fríos. En verano, se deberían incluir más ensaladas con verdura de hoja verde, y se toleran mejor las frutas.

Una de las máximas que debemos tener en cuenta a la hora de alimentarnos, es que en general, los alimentos de origen animal (con proteínas de alto valor biológico) mantienen el calor interno, pero su metabolización en el organismo va a generar residuos ácidos. Las frutas, en general, al metabolizarse producen ácidos orgánicos (salvo el kiwi, el aguacate, y los limones) pero si se cuecen en compotas o se hornean, pierden la mayor parte de estos ácidos, por lo que no son tan debilitantes.

También es importante considerar que no debemos aferrarnos a los alimentos que en un momento determinado nos ayudaron a ponernos bien; una vez restablecido el equilibrio, esos alimentos pueden llevarnos al extremo contrario.

Cuando consumimos durante un tiempo prolongado alimentos muy enfriadores (verdura de hoja cruda, productos de soja no fermentados como el tofu o la leche de soja) el organismo acaba debilitándose y generando un estado inflamatorio. Pasa lo mismo con los alimentos muy calentadores: básicamente regímenes basados en proteínas en exceso y durante largos períodos de tiempo, producen retención de líquidos e inflamación.

Además, es muy importante no olvidar que toda comida debe ser correctamente masticada para que pueda ser digerible y asimilable.

4.2. Neurotransmisores cerebrales y su relación con la dieta

Las neuronas de nuestro cerebro se comunican por medio de los neurotransmisores, que están constituidos por aminoácidos.

En condiciones normales, en nuestro organismo, durante el día predomina el **sistema nervioso simpático** (mediado por neurotransmisores como dopamina y noradrenalina o norepinefrina). Este sistema nos aporta sensación de lucidez y estimulación vital, pero, en exceso, su funcionamiento puede producirnos angustia y agitación.

La **dopamina, la norepinefrina y las hormonas tiroideas,** se sintetizan a partir de la **fenilalanina** que es transformada en tirosina. El **sistema parasimpático** predomina sobre el simpático habitualmente por la noche. A partir del aminoácido **triptófano** se produce la **serotonina**, que aporta sensación de sosiego e induce el sueño. Y de hecho la serotonina induce la producción de melatonina.

Un problema que puede afectar a nuestra salud y bienestar es la competición entre los aminoácidos, ya que: **Triptófano y fenilalanina compiten para entrar en el cerebro.** Además, **para que el aminoácido triptófano (precursor de la serotonina) penetre en el tejido cerebral y no se quede a sus puertas es necesario comer hidratos de carbono y que se libere insulina.**

Puesto que nuestro cuerpo no puede fabricar fenilalanina, debemos obtenerla de los alimentos. La **fenilalanina** se encuentra en la mayoría de los alimentos proteicos (carne, huevos, lácteos, pescado) y también en el edulcorante artificial aspartame. La dosis recomendada es aproximadamente de 1000 mg al día para un adulto promedio. Cuando suben los niveles de fenilalanina en sangre, aumentan los niveles de tirosina y dopamina, con la consiguiente **activación del sistema nervioso simpático.**

La mayoría de las variedades de pescados y mariscos tienen altas cantidades de fenilalanina, en algunos casos casi 1.000 mg / 100g, que es lo necesario en un día entero. Esto incluye el bacalao, cangrejo, langosta, mejillones, ostras, atún, salmón y las sardinas. La carne, siendo un alimento de alto valor proteico, es también alta en fenilalanina; en muchos casos contiene más fenilalanina por porción que el pescado. El tocino, la carne de res, pavo, pollo y gelatina contienen más de 1 gramo de fenilalanina por porción de 85 gramos. Un huevo contiene más de 500 mg fenilalanina. Muchos productos lácteos son altos en fenilalanina. El queso y la leche, en particular, contienen más de 1.000 mg/porción. Entre la variedad de legumbres, los garbanzos y lentejas son las que contienen más fenilalanina, aproximadamente 400 mg/porción.

El aspartame se encuentra en más de 6.000 productos, incluyendo bebidas gaseosas, goma de mascar, yogurt, gelatina y jarabes para la tos, además de algunos fármacos. El aspartame es mitad fenilalanina, por peso. Un refresco sin azúcar y con aspartame tiene lo que equivale a 90 mg de fenilalanina.

La ventaja de conocer la composición de los alimentos es que nos permite recurrir a ciertos nutrientes cuando nuestro organismo se siente amenazado por un exceso de estrés y excitabilidad. ¿Pero cómo? Regulando nuestros niveles de triptófano.

El **triptófano** es uno de los 20 aminoácidos necesarios para formar todas y cada una de las proteínas de los seres vivos, y uno de los 10 llamados aminoácidos esenciales. Ser "esencial" significa que no se puede fabricar en nuestro propio cuerpo, sino que debe ser necesariamente incorporado a nuestro organismo a través de la dieta. Por ello, su ingesta insuficiente o su metabolismo acelerado, producen una rápida reducción de sus niveles, con consecuencias muy negativas para la salud.

La falta de unos niveles adecuados de triptófano, conlleva a una disminución de la serotonina, nuestra hormona de la felicidad, empeorando nuestra tolerancia al estrés. Está comprobado que los pacientes con bajos niveles de esta hormona tienen recaídas en la depresión más frecuentes que los que tienen unos niveles adecuados. Además, la serotonina regula la secreción de hormonas, como los esteroides sexuales (estrógenos y testosterona) así como la hormona de crecimiento. Los bajos niveles de serotonina explican, en parte, los problemas para dormir.

Recapitulando, sabemos que la insulina que se produce cuando se comen carbohidratos como el pan, la pasta y el arroz, aumenta los niveles de triptófano en el cerebro. Así que una dieta rica en carbohidratos (1/4 taza de avena o un pedazo de 50gr de pan de masa fermentada) potenciará significativamente los niveles cerebrales de serotonina.

El triptófano es abundante en alimentos como la leche, el queso, los huevos, los cereales integrales, la soja fermentada y, en general, en las carnes. Pero, si no nos alimentamos correctamente o si nos encontramos en un estado de mayor demanda, a veces podría ser necesario tomar un suplemento de este aminoácido durante algún tiempo. Los suplementos de triptófano no son fármacos, sino **complementos alimenticios.** Y esto nos lleva a señalar que cada día se está valorando más su papel a la hora de corregir, paliar o equilibrar distintos problemas emocionales leves sin necesidad de recurrir a antidepresivos. Es importante tener en cuenta que el triptófano en suplementos y los ISRS (antidepresivos inhibidores de la recaptación de la serotonina) actúan de forma completamente distinta, y son sustancias que entre sí están contraindicadas: si se toma una, no se puede tomar la otra (riesgo de síndrome serotoninérgico). Otra forma de aumentar de forma natural la serotonina es la meditación. Por el contrario, la comida y las bebidas que contienen **azúcar, cafeína y alcohol** pueden contribuir a disminuir sus niveles.

Pero no basta con tener unos adecuados niveles de triptófano para recuperar nuestro buen humor, ya que sus efectos dependen en gran parte de otros nutrientes. Uno de ellos es el magnesio. El magnesio interviene en la formación de neurotransmisores. Si el cansancio es una constante en nuestra vida diaria, y la sensación de fatiga no desaparece nunca, es posible que suframos un déficit de este mineral, ya que estamos privados de su efecto relajante en nuestros músculos y, por lo tanto, es como si nunca descansaran. Además, el magnesio también actúa sobre el sistema neurológico, favoreciendo la relajación y por consiguiente el sueño.

4.3. La importancia del equilibrio ácido-base en el metabolismo

Para el mantenimiento de la vida, son necesarias algunas transformaciones a nivel celular; unas destinadas a la obtención de la energía mediante el catabolismo de los nutrientes y otras a la construcción de distintos materiales (anabolismo). Las sustancias nutritivas son interconvertibles, con el fin de garantizar que al organismo no le falte combustible para su funcionamiento: los aminoácidos pueden transformarse en grasas e hidratos de carbono y la glucosa fundamentalmente en grasas.

La energía producida en las oxidaciones de la glucosa, de los aminoácidos y de los ácidos grasos se almacena en las moléculas de ATP (adenosín-trifosfato). Este proceso de obtención de energía consta de dos fases: una en el citoplasma y sin oxígeno (respiración anaeróbica); la otra en las mitocondrias con oxígeno (respiración aeróbica, ciclo de Krebs o del ácido cítrico), donde se obtiene la mayor parte de la energía. Durante el metabolismo, actúan enzimas y cofactores (vitaminas, especialmente del grupo B, y oligoelementos como el magnesio y el hierro).

Los procesos metabólicos intracelulares producen **ácidos**, es decir, sustancias capaces de liberar **iones H^+**, por oxidación de los hidratos de carbono y las grasas. Si la oxidación es completa da lugar a ácido carbónico (H_2CO_3) y si es incompleta, a ácidos orgánicos, como ácido pirúvico, láctico, acetoacético, betahidroxibutirico, etcétera.

También a expensas de los compuestos orgánicos de las proteínas (a partir del fósforo y el azufre que contienen), se forman ácidos.

La concentración de iones H^+ del líquido extracelular, se simboliza por el pH, estando su valor entre 7,35 y 7,45. El valor óptimo del pH sanguíneo es de 7,42 y sus variaciones son compatibles con la salud cuando se mantiene entre 7,35-7,45 (por debajo de este rango, se produce una acidosis y por encima una alcalosis metabólica). El pH en el organismo tiene un papel fundamental, ya que de él depende la estructura molecular de las proteínas, así como numerosas actividades enzimáticas.

Cuando se produce un **exceso de acidez,** el organismo responde intentando proteger las células y tejidos sanos, activando los sistemas tampón de la sangre, pulmones y riñones. Sin embargo, cuando el organismo se encuentra sobrecargado por un exceso de acidez, ya no puede neutralizar de manera eficaz este exceso de ácidos. Estos quedan depositados en los fluidos extracelulares y en las células del tejido conectivo, comprometiendo directamente la integridad celular.

A medida que los ácidos se van acumulando, éstos comienzan a erosionar las venas, arterias, células y tejidos, originando *una* "desorganización celular" que puede originar una enfermedad degenerativa; es decir, la **tendencia metabólica hacia la acidificación, favorece que las células sanas se transformen en células enfermas** que pasarán por varios estados de fermentación. En este proceso, se producen nuevos desechos ácidos que desequilibran más el organismo y que llegan a interferir en los biosistemas del cuerpo, dando lugar a diferentes tipos de síntomas.

Pero además de los ácidos procedentes del metabolismo celular, se forman **sustancias capaces de aceptar iones H^+, llamadas bases,** de lo que resulta la existencia de un justo equilibrio entre la producción de unos (ácidos) y otras (bases), lo que permite un **estado de neutralidad óptimo** en los fluidos corporales.

Existen dos familias de sistema buffer o tampón:

- Los tampones intracelulares, que amortiguan la intensidad de los cambios agudos del equilibrio ácido-base (ej.: hemoglobina).
- Los tampones plasmáticos, como son los ácidos orgánicos débiles, el tampón proteínas/proteínatos, el tampón ácido carbónico/bicarbonato y el fosfato del hueso ligado a la hidroxiapatita.

Los pulmones aseguran más del 90% de la desacidificación del organismo. Expulsan todos los **ácidos volátiles** procedentes principalmente de la degradación de las proteínas vegetales, tales como el ácido cítrico, oxálico, pirúvico, etc., que son transformados en ácido carbónico y en gas carbónico y es expulsado por la respiración.

Los **riñones expulsan los otros ácidos no volátiles,** procedentes principalmente de la degradación de las proteínas animales; la mayoría son ácidos minerales fuertes, como los ácidos fosfórico, sulfúrico y úrico. La vía de eliminación pulmonar es rápida y adaptable por un aumento de la amplitud respiratoria, mientras que la renal es lenta y poco adaptable. Por otro lado tenemos la eliminación cutánea, que es limitada y produce un sudor odorífero ácido.

Teniendo en cuenta, pues, que la **salud está definida por el equilibrio ácido/alcalino del organismo**, nuestro interés principal debería centrarse en mantener este equilibrio. La causa esencial de la acidosis es la alimentaria (exceso de alimentos acidificantes y falta de alimentos alcalinizantes). Las correcciones alimentarias no tienen como objetivo suprimir todos los alimentos acidificantes, ya que esto provocaría una carencia proteínica nefasta, sino velar por un equilibrio entre los productos alcalinizantes y acidificantes, suprimiendo básicamente productos refinados y consumiendo la adecuada cantidad de verduras.

Situaciones que contribuyen a la acidificación del organismo:

- **El estrés, el cansancio excesivo, la falta de sueño**. De hecho, la acidosis metabólica suele asociarse a los procesos neurodistónicos como la ansiedad, la depresión, el miedo...
- **El sedentarismo** (debido a una baja oxigenación) ocasiona una disminución del metabolismo y de la combustión de los ácidos. La actividad física moderada favorece la eliminación pulmonar de los ácidos volátiles. Por el contrario, una

actividad deportiva intensa, tiene una acción acidificante (con exceso de producción de ácido láctico).

- **Los fenómenos de putrefacción y de fermentación digestiva** por consumo abundante de proteínas, originan numerosos subproductos ácidos.

- **El envejecimiento:** con el paso de los años, la vía renal tiene dificultades para eliminar la carga ácida, por lo que se utilizan los tampones plasmáticos obtenidos del hueso y del músculo. Esto podría explicar la sarcopenia (pérdida de músculo con la edad) y la osteoporosis (debido al "saqueo" del tejido óseo).

El exceso de ácidos en los tejidos provoca sufrimiento celular y envejecimiento prematuro de los tejidos. Las consecuencias sintomáticas son la aparición de dolores musculares, calambres, ansiedad, palpitaciones, cefaleas, estreñimiento, inflamación de las encías (gingivitis), formación de cálculos (biliares, renales). Asimismo, el medio ácido puede acelerar la proliferación de las células cancerosas.

4.4. El riñón: clave del balance ácido base

La función reguladora del balance ácido-base en ancianos ha sido poco estudiada. El pH sanguíneo y el bicarbonato plasmático no muestran variaciones significativas. Sin embargo, se ha demostrado que los ancianos presentan mayor propensión al desarrollo de acidosis metabólica frente a la sobrecarga ácida, con **disminución de la capacidad para acidificar la orina y de la excreción de amonio urinario.** La edad es el principal factor de riesgo para la enfermedad renal crónica. Con el paso de los años, se observa pérdida de parénquima renal (un 10% cada diez años, tras cumplir los 40) y esto va aparejado a la caída del flujo plasmático renal. El envejecimiento también se asocia con una disminución de los glomérulos renales funcionales.

Los niveles plasmáticos de **vitamina D** (1,25-dihidroxivitamina D) en ancianos con aclaramiento renal bajo (filtrado glomerular <60 mL/min) se encuentran disminuidos, lo que se asocia con una menor absorción de calcio intestinal y de su reabsorción renal. La caída en el **aclaramiento de creatinina por debajo de los 65 mL/min** ha sido identificada como un factor de riesgo independiente para caídas y fracturas en ancianos con osteoporosis. Además de la alteración en la producción de vitamina D, recientemente se ha postulado que **Klotho**, una proteína anti-envejecimiento podría participar en los cambios en el metabolismo del calcio/fósforo presentes en los ancianos. La expresión de Klotho disminuye en pacientes con enfermedad renal crónica. Los **niveles de renina** plasmática también son 40-60% menores en los ancianos. La renina activa el sistema renina-angiotensina-aldosterona.

El **sistema renina angiotensina aldosterona** se estimula:

- Cuando disminuye la tensión arterial: con la caída de la tensión arterial, se libera aldosterona y se produce retención de Na^+ (sodio) para mantener el volumen sanguíneo intravascular.

- Con la acidosis metabólica (sobrecarga de H^+). La aldosterona promueve la incorporación al medio de $NaCO_3H$ (bicarbonato sódico) y la eliminación de H^+ (hidrógeno), produciendo con su respuesta a la carga ácida, una alcalosis metabólica hipopotasémica.

Así pues **la eliminación de H^+ (carga ácida) asociada a la generación de bicarbonato** corre a cargo del riñón.

A diario se eliminan unos 50 meq de ácidos en relación con la actividad metabólica. Con la edad, se produce una hiperestimulación del sistema renina angiotensina aldosterona (SRAA), con el objetivo de deshacerse de la carga ácida. Paralelamente se produce una hiperactividad del sistema nervioso simpático (SNS).

La **hiperactivación crónica de estos sistemas (SRAA y SNS), provoca múltiples efectos deletéreos sobre el organismo:**

Por un lado, se produce una vasoconstricción arterial, con **retención de sodio** y agua, originando un mayor estrés oxidativo. Por otro lado, contribuyen a la **resistencia insulínica (RI):** debido a la vasoconstricción arterial, la célula tiene más dificultad para captar la glucosa del torrente sanguíneo. Además, desencadenan la liberación de **citoquinas inflamatorias**, favoreciendo la disfunción endotelial y la hipertensión arterial. A nivel cardíaco, originan una **acción citotóxica en el miocardio**, con hipertrofia de los cardiomiocitos.

Todos estos cambios promovidos por el riñón y el sistema neurohumoral sobre el sistema cardiovascular, son responsables del aumento de la morbilidad y la mortalidad. De hecho, la función renal es un factor pronóstico independiente en la progresión de la insuficiencia cardiaca. La angiotensina II, molécula esencial del eje renina angiotensina-aldosterona, parece que juega un papel destacado tanto en la evolución hacia la insuficiencia cardiaca como en el deterioro de la función renal.

4.5. Recomendaciones para corregir la acidosis

Para conseguir el equilibrio de nuestro metabolismo es fundamental realizar una alimentación equilibrada. Este propósito es fundamental, sobre todo, en aquellas situaciones en las que percibamos una alteración en nuestro organismo, ya que, por lo general, las disfunciones suelen producirse por exceso de ácido.

Según las enseñanzas de **Paracelso**: "Peso, número y medida *(In pondere, in número, in mesura)* son propiedades específicas del estado de enfermedad, cuyo fundamento ha de conocer el médico. La salud en sus tres grados: mínima, mediana y total, depende del equilibrio de las cosas".

Por eso, para perseguir el equilibrio, propongo el siguiente **decálogo de recomendaciones:**

- Eliminar **comida "basura"** como precocinados enlatados y carbohidratos refinados (pan, pastelería y bollería industrial), así como condimentos tipo kétchup o mayonesa. Suprimir consumo de embutidos tipo jamón york, mortadela, salchichas... Se aconseja jamón serrano ibérico. Evitar el exceso de azúcar. Cocinar con poca sal.

- Buscar **alimentos vivos,** dando preferencia a productos de la huerta y locales de temporada, también se recomienda aumentar el consumo de productos **germinados** (legumbres, cereales y semillas) y de **productos fermentados** (quesos preferentemente de cabra y oveja, yogurt, kéfir...). Todos los productos que derivan de un proceso de fermentación son buenos para la salud porque contienen microorganismos vivos (lactobacilos y levaduras).

- Reducir la **cafeína** (café, té, cola) debido a que contribuye a las pérdidas de minerales como el zinc, el hierro, el calcio, el magnesio y el cromo (oligoelementos esenciales para reacciones enzimáticas). Limitar el consumo de **alcohol** (sobre todo bebidas destiladas, licores y cerveza) dado que intervienen en los ciclos normales del sueño y aumentan el cortisol. Suprimir **el tabaco** (ocasiona carencias de vitamina C y tiene numerosos componentes cancerígenos).

- Los **frutos secos** deben consumirse de manera limitada, sobre todo cacahuetes y pistachos ya que son un medio fácil para los hongos. Pueden tomarse semillas de sésamo, calabaza, girasol, así como unas cuantas almendras, avellanas o nueces, ocasionalmente.

- Evitar el consumo de **fruta tropical** (piñas, mango, plátano) .Disminuir frutas muy dulces como uvas, peras, manzanas, **salvo que se tomen cocidas.** El kiwi puede comerse a diario. Ocasionalmente puede beberse un vaso de agua purificada con unas gotas de limón antes de acostarte, tiene un excelente efecto detoxificador (siempre sin abusar; no debe hacerse a diario).

- Evitar la leche de soja y el tofu; la única forma de soja recomendable es la fermentada (tamari y miso).

- Evitar el aceite recalentado y la comida cocinada en microondas.

- A veces son necesarias las suplementaciones con **micronutrientes y oligoelementos** ricos en sales minerales básicas (carbonato o cloruro de magnesio) y vitaminas del grupo B. El aporte de **algas** (al menos de forma ocasional) tiene un efecto remineralizante, drenante, alcalinizante y arrastra metales pesados. Por esto puede ayudar a eliminar agentes químicos perjudiciales para la salud y contaminantes ambientales. Además son una fuente rica en ácidos grasos omega 3.

- Realización de ejercicio regular moderado para favorecer la oxigenación y la eliminación de ácidos.

Alimentos aconsejados y sus combinaciones:

a) **Proteínas de alto valor biológico,** que no generan mucho residuo ácido, mayoritariamente son el pescado blanco (rodaballo, merluza, lenguado, rape, pescadilla) y productos del mar como sepia, calamar, almejas, mejillones. Es muy importante que no sean de piscifactoría (alimentados con harinas de maíz). Se toleran bien las carnes blancas como el pollo de corral y el pavo, mejor que carnes rojas.

b) **Vegetales de hojas oscuras verdes y amarillas** (una potente fuente de clorofila, vitaminas y minerales, fibras, enzimas, fitonutrientes, etc.). Una forma muy saludable de prepararlas es salteándolas durante 10 a 12 minutos con aceite de oliva o bien al vapor. Son recomendables las zanahorias, puerros, cebollas, rábano, calabaza, col y brócoli. Pueden consumirse algas en pequeñas cantidades (nori tostada, kombu y wakame).

c) **Granos de cereales completos, siempre debidamente cocinados** (la sal marina y las algas mejoran su cocción). La **germinación** mediante el remojo con agua durante 24 horas mejora la asimilación de nutrientes y su digestión. También es apto para una correcta alimentación: la pasta de trigo cocida, harina de trigo cocida, (no horneada) y, por supuesto, el arroz en todas sus variedades. La cebada y la avena también son recomendables un par de veces a la semana. La alcalinidad se ve favorecida por el hecho de que los alimentos sean integrales y haya, por tanto, un aporte alto de sales minerales de forma natural. Los cereales se pueden combinar con un puñado o dos de legumbres (lentejas, habas, garbanzos) para enriquecer la proteína del cereal, resultando así una alimentación más completa.

4.6. Modificación de la alimentación con el cocinado.

Durante toda nuestra vida debemos defender la integridad de nuestro organismo contra las influencias de nuestro entorno; por ello es fundamental comprender que nuestro tubo digestivo forma una parte activa de él.

La digestión comienza con la transformación de grandes moléculas en otras más simples, mediante enzimas que degradan los hidratos de carbono, la grasa y las proteínas a sus elementos constituyentes más esenciales. Después, se produce la absorción selectiva de los nutrientes en las vellosidades intestinales, pasando a la sangre y a la linfa, y posteriormente al hígado a través del sistema sanguíneo portal.

En condiciones normales, la **flora intestinal es saprofita** y beneficiosa. Se alimenta de los nutrientes que resultan de la digestión. Si se produce un estado patológico y se altera la flora con daños en la mucosa intestinal (hiperpermeabilidad intestinal) pueden liberarse toxinas y macromoléculas que atraviesan su barrera pasando a la sangre. Esto acarrea una respuesta autoinmunitaria (respuesta celular y liberación de anticuerpos para defendernos frente a una agresión del ambiente). Algunos autores señalan este mecanismo como raíz de muchas enfermedades autoinmunes crónicas.

La flora intestinal se modifica claramente con la alimentación. Al parecer, una dieta rica en carne y productos ácidos (hidratos de carbono refinados, alcohol, café, grasas trans...) favorece una flora de putrefacción; mientras que un régimen equilibrado, favorece una flora de fermentación.

Como afirmábamos antes, para mantener el equilibrio (incluyendo el de nuestro tubo digestivo) es fundamental velar por la adecuada combinación de productos alcalinizantes y acidificantes en la dieta.

Y no se trata de ser demasiado restrictivos porque, afortunadamente, se puede cambiar la polaridad y el grado de acidosis o alcalinidad que generan los alimentos, mediante la adecuada manipulación culinaria.

Efectos de la cocción de los alimentos y su transformación beneficiosa o perjudicial

El cocinado de los alimentos tiene como función principal dar una mejor textura y sabor a los alimentos. Desde el punto de vista de conservación de la salud, **favorece la asimilación digestiva.** Por otro lado, la temperatura destruye los posibles microorganismos patógenos de algún alimento.

Además, es importante recordar que la transformación del alimento comienza en la boca. "Debes masticar la bebida y beber la comida" nos decía Gandhi, porque los alimentos buenos e indispensables mejoran con una correcta masticación.

¿Qué modificaciones en la estructura de los alimentos provoca el calentamiento?

Las modificaciones del calor sobre los alimentos es mayor por encima de los 110°C; así que conviene optar por una cocción al vapor suave o por el estofado antes que por la olla a presión o el horno clásico, que llega a alcanzar más de 250°C. Con los microondas, la comida sufre modificaciones estructurales probablemente peligrosas.

Los **hidratos de carbono de los cereales y los azúcares de la fruta con la cocción pierden en cierta medida su acidez,** se texturizan y son más fácilmente asimilables, por eso los cereales y fruta deben comerse preferentemente cocinados (evitando el horneado).

En cuanto a **las grasas**, antiguamente los aceites se obtenían por primera presión en frío. Estos aceites contienen ácidos grasos esenciales, en particular ácido linoleico y ácido alfa-linolénico, que se reúnen bajo el nombre de vitamina F. Sin embargo, el rendimiento de extracción era sólo del 30%. Posteriormente, mediante la producción industrial, se aplicó calor mediante vapor, con lo que se alcanzaban temperaturas de hasta 200°C, lo que permite un rendimiento del 70%, a costa de saturar los ácidos grasos insaturados y generar nuevas especies químicas más peligrosas conocidas **como ácidos grasos trans.** Por ello, es fundamental evitar las frituras y las altas temperaturas, porque, en general, las grasas y los aceites se oxidan y polimerizan, siendo perjudiciales para nuestra salud.

En relación a **las proteínas,** cuanto más tiempo de cocción y temperatura, más aumenta su poder calorífico y acidificante. Sin embargo, no debemos tener miedo a los productos animales si están cocinados de forma adecuada (dar preferencia al cocinado en forma de guisos y estofados) y se toman en las cantidades correctas, pues en este caso **la cantidad altera la cualidad.** En general, la cocción hace más digeribles las proteínas y más blandas sus fibras. En el caso del huevo crudo, contiene una enzima, la antitripsina que se desactiva con la cocción, permitiendo de esta manera la digestión de las proteínas.

Sin embargo, algunos alimentos contienen principios activos que se ven alterados por el calor y por tanto, es beneficioso consumirlos crudos, como el caso de algunos vegetales. Los vegetales crudos son ricos en enzimas, fibras, vitaminas y fitonutrientes.

Con respecto a la **forma de cocinado**: cocinar al vapor es una forma rápida y saludable de cocinar sin perder nutrientes. El hervido consiste en cocinar el alimento con agua en ebullición a 100°C, y aunque se pierden vitaminas hidrosolubles, estas pasan al caldo de cocción que suele aprovecharse. El escalfado es una muy buena alternativa para cocinar las verduras. La cocción en medio graso (un sofrito de verduras) permite elaborar una base nutritiva y llena de sabor para acompañar cualquier plato. Los guisos y los estofados son la alternativa más saludable para alimentos que requieren una cocción prolongada.

Es importante para nuestra salud revisar el material con el que se cocina. Debemos dar preferencia al uso de recipientes y ollas de cerámica esmaltada (el esmalte no debe estar roto) o de acero inoxidable. Es imprescindible mantener la cocina limpia, con un ambiente agradable para cocinar y evitar el quemado de las ollas de acero inoxidable o el recalentamiento. No deben usarse las ollas de aluminio ni barro, porque suelen estar barnizadas con plomo.

Así que, en resumen, si me preguntan: ¿Cuál es según mi opinión, **la forma más saludable de comer?** Yo contestaría: "Comer a la Japonesa".

En nuestra sociedad, es frecuente ver que tras una buena comida, nuestras facciones muestran fatiga y nuestro cerebro pierde su lucidez habitual. A veces incluso nos sentimos intoxicados por los alimentos demasiado pesados que acabamos de consumir, y la situación claramente empeora si bebemos cerveza, vino o cualquier refresco edulcorado. Sin embargo, la alimentación nipona cuenta con un gran equilibrio entre los diferentes platos; de este modo consiguen fortalecer la salud y como consecuencia, fomentan la el bienestar.

De hecho, Japón es la población más longeva del planeta. Son la población con menos enfermedades cardiovasculares, cáncer y demencia. El régimen de los monasterios Zen en Japón es llamado "Syozin Ryori" que significa: cocina que mejora el discernimiento.

Lo que contribuye a la longevidad japonesa es el gusto por los productos del mar y sus técnicas culinarias. Sus platos son abundantes en hidratos de carbono de absorción lenta, acompañados de carne en pequeñas raciones y pescados frescos. En general, es una comida pobre en grasas, y la utilización de mantequilla o nata es anecdótica. Además, los japoneses no suelen comer pan, así que acompañan los hidratos de carbono (fundamentalmente arroz y pasta) con las proteínas y una buena ración de fibra en forma de verduras.

También suelen utilizar un aliño moderado en todas sus comidas, consumen pocos fritos y lácteos, siendo su comida muy ligera. Los ingredientes son tratados de forma muy sencilla, respetando al máximo el sabor de cada uno y prestando especial importancia a que se trate de productos de cada estación, lo que asegura su frescura. Otro elemento importante es la moderación y la predominancia del pescado sobre la carne. El arroz, por supuesto, es el alimento imprescindible por excelencia.

Por ello, el japonés es hoy por hoy, uno de los pueblos más longevos del planeta, y sin duda su alimentación es un factor fundamental. Los japoneses disfrutan de una cocina milenaria, llena de productos frescos y usan proteínas con grasas en su justa medida; su dieta es muy equilibrada.

De todas formas preparar comida japonesa fuera de Japón es toda una aventura y nuestras dietas (la atlántica o la mediterránea) están repletas de productos frescos y del mar, así que no tienen nada que envidiar a la japonesa. Quizás lo que debamos calibrar mejor son las proporciones de los nutrientes y las raciones que comemos. Y, como siempre, recordar que la clave de todo es la moderación.

¿En qué se basa la dieta Mediterránea?

Uno de los ingredientes básicos para la elaboración de todos sus platos es el aceite de oliva. Esta dieta se caracteriza por la abundancia en el consumo de todo tipo de vegetales locales y de temporada para acompañar arroces y legumbres. También se ingieren abundantes ensaladas y gazpachos, lo que aligera las comidas. Habitualmente esta dieta da preferencia a las carnes blancas y al pescado y es frecuente el consumo de derivados lácteos fermentados, procedentes principalmente de cabras y ovejas. Como bebida, se acompañan las comidas con vino de forma moderada.

¿Cuáles son las virtudes de la dieta atlántica?

Esta dieta se caracteriza por la sencillez a la hora de cocinar los alimentos para mantener la calidad de las materias primas y, por tanto, el valor nutritivo. Como método culinario se utiliza preferentemente la cocción, y el guisado, antes que las frituras, que desvirtúan las características organolépticas y nutritivas de las materias primas de la dieta atlántica.

- Es frecuente el consumo de **hortalizas de temporada** por su aporte en antioxidantes y fitoquímicos, con potencial antioxidante adicional. De las hortalizas, las más habituales son las del género "brassica" como el repollo, las berzas, los grelos o las nabizas, además de otras como judías, calabaza, zanahorias, cebollas y pimientos.

- Hay un consumo abundante de **cereales, legumbres,** y **patatas.** Los panes están preferentemente elaborados con harinas integrales y las patatas se preparan hervidas. Estas costumbres garantizan una buena proporción de carbohidratos complejos y de fibra en la dieta.

- El consumo de **pescados** (de mar y de río) **y mariscos** (moluscos y crustáceos) es habitual, al menos 3 o 4 veces por semana. Este es uno de los pilares fundamentales de la dieta atlántica. Los productos del océano, aportan proteínas de alto valor biológico, ácidos grasos omega-3, vitamina D, calcio (pescado pequeño consumido con espinas o pescados enlatados) y oligoelementos.

- Abundan los **productos lácteos en forma de fermentados, que son más digeribles y nutritivos:** Los yogures, quesos y requesones, aportan proteínas de alto valor biológico, minerales y vitaminas.

- Las carnes se consumen habitualmente cocidas y son **carnes magras** acompañadas de verduras, legumbres o patatas. Se suele aliñar y cocinar los alimentos con **aceite de oliva virgen extra.**

- Por otro lado, además de la dieta, gran parte de la población vive con un elevado grado de dispersión (en aldeas de pocas casas separadas varios kilómetros) y junto con el tipo de actividad profesional tradicionalmente atlántica (pesca, agricultura) favorece el mantenimiento de una actividad física diaria de gran beneficio para la salud.

Además, la naturaleza terrestre y marítima, permite el desarrollo de actividades al aire libre, lo que favorece la realización de ejercicio físico.

Las **ventajas de la dieta atlántica** se han puesto de manifiesto en un reciente ensayo clínico en el que han participado siete grupos científicos. Este estudio está enmarcado en GALIAT 6+7, un proyecto pionero que analiza los efectos de este tipo de dieta para la salud. El ensayo clínico ha demostrado el efecto saludable de la dieta atlántica, con especial incidencia en la disminución del colesterol y del peso. Los resultados muestran una mejora del perfil lipídico, en concreto del HDL-colesterol y del LDL-colesterol, con la consiguiente disminución de riesgo aterogénico. Respecto al índice de masa corporal del grupo de intervención, se obtiene una mejora de la adiposidad y de los parámetros bioquímicos relacionados con la grasa corporal.

En este ensayo, no se realizó una restricción calórica, simplemente se instauró una alimentación saludable.

Además, el estudio de los componentes bioactivos de algunos moluscos, como el mejillón, revela la importante concentración de ácidos grasos poliinsaturados omega 3, beneficiosos para la salud por su contribución a prevenir enfermedades cardiovasculares y metabólicas.

4.7. La epidemia de la obesidad

Como parte integrante de la naturaleza, todos nacemos programados para vivir saludables y delgados. Pero debemos asumir que una vez cumplidos los 35 años, las hormonas responsables de este control óptimo metabólico, comienzan a descender. A partir de este momento, es clave prestar una atención máxima a todo lo que comemos y a nuestros hábitos de vida. Así evitaremos que las disfunciones hormonales relacionadas con el envejecimiento, se manifiesten antes de tiempo.

La clave para **mantenerte delgado y saludable** es comprender las bases de la alimentación. Esto pasa por deshacernos de falsas creencias arraigadas desde la infancia. Debemos **olvidar las dietas de moda** y evitar creer que la salud consiste en llenar el carro de la compra con alimentos etiquetados como saludables; la mayoría de las veces detrás de estos productos, se ocultan intereses comerciales.

Existe una fuerte relación entre no acumular grasa y encontrase bien. Comer adecuadamente significa obtener importantes nutrientes para el organismo y sentirse con energía. Comer los alimentos correctos en las combinaciones adecuadas, nos hará sentir en plena forma a cualquier edad.

La epidemia de la obesidad es una de las crisis de salud más graves que amenaza a nuestra sociedad y controlarla representa un desafío complejo. El individuo es responsable de su salud, pero la magnitud del problema, hace que no se pueda tratar como un fracaso individual. Tenemos la obligación de salvaguardar a nuestros niños; deben crecer con un peso sano y tener la oportunidad de disfrutar del mejor estado de salud posible.

La **prevención** es esencial para acabar con la epidemia de la obesidad. Es más fácil y efectivo prevenir la obesidad, que revertir las consecuencias una vez establecidas. Esto significa que es necesario fomentar unos hábitos adecuados de alimentación y unas pautas de ejercicio físico desde una edad temprana. Es muy importante introducir pequeños cambios que faciliten la compra de alimentos y bebidas saludables. Ser físicamente activos, puede conducir a unas grandes diferencias. Algunos medidas efectivas consisten en mejorar las comidas escolares y aumentar los servicios preventivos de salud.

La globalización de los sistemas alimentarios que promueven el **sobreconsumo de bebidas y de alimentos hipercalóricos,** se identificó como la mayor causa de la pandemia de obesidad.

Los cambios en los roles familiares y el trabajo a tiempo completo de muchas mujeres, fomenta el atractivo de las comidas rápidas, claramente menos saludables que las comidas caseras. Además las comidas ricas en calorías y pobres en nutrientes tienden a ser baratas, por lo que saturan a los barrios con escasos recursos económicos.

Algunas empresas de alimentos y bebidas, tienen como objetivo grupos específicos, entre ellos, los niños y adolescentes. Estas cuestiones socioeconómicas hacen que la responsabilidad individual en decisiones alimentarias, sea muy difícil. El medio ambiente interactúa con las vulnerabilidades personales para favorecer el consumo excesivo de comidas ultraprocesadas.

Cada vez es más frecuente ver como la **industria alimentaria** manipula ingredientes como el azúcar, la grasa y la sal, junto con potenciadores del sabor, aditivos y cafeína, con el fin de aumentar la satisfacción al consumidor.

Muchas **comidas precocinadas tienen escaso contenido en fibra y proteínas**, dos componentes básicos que regulan la absorción lenta del azúcar en el torrente sanguíneo y ayudan a mantener la saciedad.

En los EEUU, existen muchas campañas, entre ellas la de educación pública de Nueva York, que hacen hincapié en los riesgos del consumo excesivo de bebidas azucaradas. En Australia, se lanzó una campaña de educación pública para fomentar los hábitos alimentarios saludables y la actividad física (LiveLighter campaign).

En todos los ambientes modernos abundan las comidas con pocos nutrientes y muchas calorías. Estas comidas son muy apetitosas y están procesadas para que el cuerpo tenga dificultad para regular su consumo. De hecho, existe la percepción de que ciertos **alimentos pueden ser potencialmente adictivos**.

Investigaciones en ratones, sugieren que la exposición a comidas ultraprocesadas con agregado de azúcar, grasa y sal lleva a **cambios conductuales y neurobiológicos**, compatibles con un proceso adictivo. Los estudios por imágenes de cerebros de seres humanos también mostraron que la actividad cerebral desencadenada por el consumo de comida es similar a la desencadenada por el uso de drogas. Esta vulnerabilidad biológica, preocupa sobre todos en los niños, que tienen mayor preferencia por los alimentos dulces que los adultos. La exposición temprana a este tipo de alimentación, modela las preferencias infantiles por productos poco saludables.

¿Pero, qué estamos comiendo?

Las **comidas ultraprocesadas** están desplazando a las dietas tradicionales más nutritivas, lo que genera efectos alarmantes en la salud. Su alto consumo, se relaciona directamente con el aumento del peso corporal promedio y las tasas de obesidad. Los expertos señalan que se necesita regular el mercado para revertir esta tendencia en todo el mundo. Estos productos están diseñados para que se conserven por mucho tiempo en las estanterías y para dominar los mecanismos innatos de control del apetito. Debido a esto, resultan doblemente perjudiciales: son casi adictivos y sustituyen a los alimentos frescos, que son la base de una dieta natural rica en nutrientes.

¿Qué pensarías si te dijeran que la mayoría de los panes integrales pueden perjudicar tu salud?

En muchos casos, nuestro trepidante ritmo de vida, evita que nos ocupemos de lo más básico y esencial: **saber lo que comemos.** La mayor parte del pan y bollería que se vende en los supermercados y grandes superficies, está elaborado con harinas refinadas, azúcar y conservantes, así como **grasas trans** para garantizar su perdurabilidad. Algunos panes etiquetados como integrales, están elaborados con harina refinada a las que simplemente se les añade salvado, y no con harina extraída de granos enteros. El mejor pan es el de harina procedente de granos enteros germinados.

¿Qué se puede hacer?

Para frenar el aumento del consumo de alimentos ultra-procesados y las crecientes tasas de obesidad, es fundamental que los gobiernos, la comunidad científica y la sociedad, apoyen e implementen **políticas para promover la elección de alimentos saludables**. Estas políticas pasan por campañas de información y educación, así como por la aprobación de normativa sobre precios e incentivos, para proteger la agricultura familiar y los cultivos tradicionales.

Sería muy rentable en términos de salud invertir en las futuras generaciones garantizando la inclusión de los alimentos frescos de origen local en los programas de menú escolar y la promoción de las habilidades domésticas de preparación de alimentos. Estas medidas están en consonancia con el Plan de Acción para la Prevención de la obesidad en niños y adolescentes de la OPS/OMS que se aprobó en 2014.

4.8. Las alteraciones hormonales y la obesidad.

Hay muchas personas pragmáticas que no desean pensar en las hormonas ni perder su tiempo leyendo contenidos científicos, sino que buscan cambiar sus hábitos y adoptar un régimen dietético saludable. A este tipo de personas, les interesaría hacer más corto este libro y quizás leyendo este breve capítulo sobre nutrición, les resultará suficiente para adoptar ciertas recomendaciones que mejoren su salud.

Debido a la epidemia de obesidad que padecemos en nuestra sociedad actual, lo más común es recurrir a dietas insanas basadas en medidas extremas, que fomentan una pérdida rápida de peso. Sin embargo una **dieta saludable no se basa sólo en contar calorías**. El equilibrio se fundamenta en una dieta bien balanceada con alimentos naturales, frescos y ricos en nutrientes.

Las principales razones por las cuales muchas dietas diseñadas para luchar contra la obesidad fracasan, es porque no tienen en cuenta que la alimentación está directamente relacionada con nuestras hormonas. Con el paso de los años, se producen alteraciones hormonales que nos predisponen a acumular grasa. Las hormonas controlan nuestro apetito y reaccionan con cada bocado que comemos desde la más tierna infancia. El más vivo ejemplo, lo tenemos en la actual epidemia de obesidad infantil, que amenaza de modo preocupante a nuestra sociedad.

¿Pero por qué no funcionan bien las dietas muy bajas en hidratos de carbono y grasas?

Estas dietas no funcionan porque están enfocadas a conseguir su objetivo a muy corto plazo. Para conseguir que nuestro metabolismo no se ralentice a medida que cumplimos años y funcione de manera óptima, es primordial una inteligente **combinación de todos los grupos alimentarios** (carbohidratos, proteínas, y grasas) en cada una de nuestras comidas, incluso me atrevería a decir, en cada uno de nuestros "bocados".

Hasta hace poco, se responsabilizaba a las hormonas tiroideas de la mayor parte de las alteraciones del metabolismo y de la obesidad, sin embargo, en estudios recientes, se ha demostrado que el déficit o exceso de otras hormonas tienen incluso mayor impacto en personas con sobrepeso u obesidad. Por ejemplo, **el déficit de estrógenos, de adiponectina y GH favorece la obesidad**, y al mismo tiempo, la obesidad favorece la resistencia al buen funcionamiento de otras hormonas, como la leptina y la insulina, originándose un círculo vicioso.

En capítulos anteriores, hemos hablado de las hormonas que están más directamente implicadas en el control del metabolismo, y estas son: la hormona de crecimiento (GH), el cortisol, la insulina, la leptina, la adiponectina, y los esteroides sexuales (estrógenos-testosterona).

Demasiada comida (es decir, más de la que se quema en nuestras actividades diarias) o el consumo de alimentos altos en azucares simples, se traduce en una excesiva producción de insulina, con tendencia a sufrir una **desensibilización del receptor y resistencia a la insulina.** Una dieta moderna tipo occidental, promueve la ingesta excesiva de energía, desequilibrando la adecuada proporción entre los principales componentes alimentarios (carbohidratos, proteína, y grasas).

El hábito en nuestra sociedad de realizar tres comidas abundantes en el día, significa grandes altibajos en el nivel de azúcar en sangre. El consumo de **comidas más pequeñas, bien balanceadas y frecuentes** (por ejemplo, cinco o seis comidas) distribuidas a lo largo del día, es más fisiológico y mantiene los niveles de glucosa en sangre más estables a lo largo del día, lo cual es claramente beneficioso para nuestra salud.

4.9. La glucemia en sangre y la obesidad

¿Quiere comer de forma saludable y mantener una cintura delgada?:

Intente consumir más hidratos de carbono del tipo **verduras no almidonadas**, sugiere una investigación reciente. Un equipo de científicos de la Universidad de Harvard observó datos sobre más de 133.000 mujeres y hombres estadounidenses, a quienes se les realizó un seguimiento durante 24 años. Los investigadores encontraron que a medida que aumentaba el consumo diario de verduras del tipo no almidonadas, el riesgo de aumento de peso disminuía. El consumo de **verduras almidonadas** (como las patatas, el maíz y los guisantes) se vinculó con el aumento de peso.

La diferencia entre las verduras almidonadas y no almidonadas, tiene que ver con algo que se conoce como la **"carga glucémica"**, que es la capacidad de elevar los niveles de glucosa o azúcar en sangre. Entre las verduras que se considera que tienen una carga glucémica baja están el brócoli, la coliflor, la col, las coles de Bruselas, la berza, la acelga, la espinaca, la lechuga. El porcentaje de fibra es también muy importante para el control de la glucemia en sangre.

Los **carbohidratos o glúcidos** constituyen la principal fuente de energía para el hombre y son el mejor combustible para nuestras células. Según el número de unidades que forman las moléculas, los hidratos de carbono se clasifican en varios tipos:

- Monosacáridos: constituidos por una unidad de glucosa, fructosa o galactosa
- Disacáridos: formados por dos moléculas como en el caso de la lactosa de la leche o la sacarosa del azúcar.
- Polisacáridos (constituidos por más de 10 unidades): son azúcares más complejos y representan formas de almacenamiento de los azúcares. En los animales, el **glucógeno** es un polímero de reserva de glucosa y en los vegetales el equivalente es el **almidón**. Ambos polímeros son asimilables por nuestro organismo, después de haber sido transformados en sus unidades más pequeñas por las enzimas digestivas. La **celulosa** es un polímero de glucosa no asimilable, que forma lo que conocemos como "fibra no digerible". Cuando se digieren los hidratos de carbono, solo pasan a la sangre los monosacáridos glucosa y fructosa.

Mantener los niveles de glucosa en sangre dentro de unos límites es primordial para nuestro organismo (entre 60-110). El **cerebro** necesita una toma continuada de carbohidratos, dado que usa como fuente principal de energía la glucosa. Cualquier hidrato de carbono que el cuerpo no use de inmediato, será almacenado en forma de glucógeno. Para mantener las reservas de **glucógeno** el cuerpo cuenta con dos depósitos: **el hígado y los músculos,** pero el glucógeno almacenado en los músculos, es inaccesible para el cerebro. Sólo el glucógeno que se almacena en el hígado, puede ser descompuesto y enviado nuevamente al torrente sanguíneo para mantener en la sangre los niveles de azúcar adecuados para el correcto funcionamiento del cerebro.

La capacidad del hígado para almacenar hidratos de carbono en forma de glucógeno es muy limitada y la reserva puede agotarse fácilmente en 10-12 horas, por lo que es necesario que se coman hidratos de carbono de forma continuada.

Previamente comentábamos que cuanto mayor es el índice glucémico, mayor es la descarga de insulina y más se propicia la transformación del carbohidrato en grasa y la tendencia al sobrepeso. Además de la relación directa de la carga glucémica con la obesidad y las enfermedades cardiovasculares, varios estudios relacionan **algunas formas de cáncer con la carga glucémica**.

El investigador G. Taubes en enero del 2012, plantea la siguiente interrogante en una publicación de la revista "Science": **¿Se puede prevenir el cáncer con una píldora antidiabética?**

En la citada publicación, se subraya que los diabéticos tratados con metformina tienen entre un 25-40% menos cáncer que aquellos que reciben tratamiento con insulina o que toman fármacos que aumentan la secreción de insulina (ej: las sulfonilureas).

Según un estudio realizado en Suecia, la cantidad de carbohidratos que ingiere una mujer y la "carga glucémica" general de su dieta, influye sobre sus probabilidades de desarrollar cáncer de mama. El equipo de la doctora Larsson, profesora de Epidemiología del instituto Karolinska, en Estocolmo, analizó datos de 61.433 mujeres que respondieron cuestionarios de "frecuencia alimentaria" a finales de los 80. Durante 17 años, 2.952 mujeres desarrollaron cáncer de mama y, según el equipo, la carga glucémica "estuvo positivamente asociada con el riesgo de desarrollar cáncer de mama".

Las mujeres con una dieta con alta carga glucémica eran más propensas a sufrir esa enfermedad.

Asimismo, el consumo de carbohidratos, el índice glucémico y la carga glucémica estaban positivamente asociados con el riesgo a desarrollar un tipo de tumor mamario, con receptor de estrógeno (ER) positivo/receptor de progesterona (PR) negativo. Las mujeres con **las dietas de mayor índice glucémico tenían un 44 por ciento más riesgo de desarrollar cáncer de mama ER+/PR-** que las mujeres con las dietas de menor índice glucémico (las mujeres en las categorías más altas de "carga glucémica" tenían un 81 por ciento más riesgo de desarrollar tumores ER+/PR- que el resto de los grupos).

El equipo opinó que las dietas con alta carga glucémica reforzarían el riesgo a desarrollar cáncer al elevar las concentraciones de insulina y de hormonas sexuales en el organismo, lo que favorecería el desarrollo y la diseminación de las células tumorales mamarias. Los resultados respaldan los beneficios de una dieta saludable rica en alimentos "con bajo índice glucémico" sobre la salud mamaria.

4.10. Grasas trans: ¿Son tan perjudiciales?

Los ácidos grasos son necesarios para mantener la integridad de la membrana celular y el transporte químico. Están implicados en el desarrollo adecuado del sistema nervioso central, la producción de energía, el transporte de oxígeno y la regulación de la inflamación.

Existen tres tipos de grasas:

- Grasas saturadas, como la de vacuno y grasas de productos lácteos.
- Grasas monoinsaturadas (familia omega 9) como el aceite de oliva.

- Grasas poliinsaturadas o ácidos grasos esenciales (se conocen como esenciales porque el cuerpo humano es incapaz de producirlos, y deben adquirirse de la dieta). Estas grasas corresponden a la familia omega 6 y omega 3.

¿Pero qué significado tiene la saturación en la clasificación de las grasas?

La saturación describe cuántos átomos de hidrógeno se encuentran conectados al átomo de carbono. Si la grasa está saturada completamente por el hidrógeno, ya no tendrá uniones dobles y se denominará grasa saturada; si tiene un enlace doble se llamará grasa monoinsaturada y si poseen varios enlaces dobles, se denomina grasa poliinsaturada.

Las grasas poliinsaturadas se mantienen líquidas a temperaturas más extremas, por eso el pescado es una buena fuente de ácidos grasos omega 3 (mantiene la función de sus membranas celulares en aguas frías).

En la década de los 50, cuando algunos científicos se dieron cuenta de que los ácidos saturados son nocivos, comenzaron a pensar en la forma de usar las grasas poliinsaturadas para cocinar. Pero las grasas poliinsaturadas eran inestables a temperatura ambiente, y cuando se usaban para hacer chips o bollería, el producto se estropeaba rápidamente. Debido a esto, comenzó la manipulación de las grasas poliinsaturadas, realizándose a través de la hidrogenación.

Los **aceites parcialmente hidrogenados** son creados al bombear hidrógeno en el aceite vegetal para hacerlo más sólido, y posteriormente se calienta. Al calentarse el aceite, pasa de su forma cis natural a una forma más estable o trans; el calentamiento rompe los enlaces dobles y se produce la hidrogenación parcial. Este tratamiento se usa para mejorar la textura, la durabilidad y el sabor a largo plazo de los alimentos procesados. De esta manera los aceites vegetales parcialmente hidrogenados, se convirtieron en el principal aceite usado por la industria alimentaria y las margarinas sustituyeron a la mantequilla.

¿Pero realmente las grasas trans o hidrogenadas son tan perjudiciales?

Quizás alguna vez os hayáis fijado en la cantidad de grasas hidrogenadas o trans en una etiqueta de información nutricional de un alimento, pero sin saber a ciencia cierta por qué se incluye dicha información en el envasado del producto.

Los aceites parcialmente hidrogenados son una fuente importante de **ácidos grasos omega 6**, precursor del principal mediador inflamatorio del organismo: **el ácido araquidónico**.

El ácido araquidónico da lugar a la producción de los principales factores de la cascada inflamatoria, las prostaglandinas de la familia dos **(PGE2) y los leucotrienos**. Sin embargo, la familia de los **ácidos grasos omega 3** da lugar a la producción de las prostaglandinas de la familia uno y tres **(PGE1 y PGE3) y a leucotrienos menos inflamatorios.**

Cuántos más ácidos grasos omega 6 haya en el organismo, menos capacidad tiene este para aprovechar los efectos beneficiosos de los omega 3. A principios del siglo XX, la relación en la dieta occidental **era de 4:1 de omega 6 frente a omega 3**; hacia finales de siglo, esta relación había aumentado drásticamente a más de 25:1.

Uno de los principales objetivos de las modificaciones en la dieta es intentar volver a reducir esta relación a casi 4:1. El cambio en los hábitos alimentarios de una dieta no procesada a principios del siglo XX a una dieta ultraprocesada, puede desempeñar un papel importante en la elevada incidencia de patologías crónicas que se observa en el siglo XXI.

Por otro lado, debido a su configuración más estable, los ácidos grasos trans requieren más energía para que el organismo los pueda metabolizar como combustible.. Debido a esto, existe una mayor producción de radicales libres que incrementan la movilización de ácido araquidónico de la membrana celular.

Está bien establecido que unos niveles **altos de grasas trans artificiales** en la comida pueden conducir a un colesterol elevado, a diabetes, a problemas cardiacos y accidentes cerebrovasculares. Incluso se han vinculado con la infertilidad, la enfermedad de Alzheimer y algunos tipos de cáncer.

En cuanto a la patología cardiovascular, la ingesta de grasas trans se ha relacionado con un mayor riesgo de padecer cardiopatías coronarias, al contribuir a una acumulación de placas de colesterol en el interior de las arterias que puede provocar un ataque cardiaco.

Según la Asociación Americana del Corazón (American Heart Association) las grasas trans o saturadas artificiales, suben el **colesterol LDL "malo"** y bajan el **colesterol HDL "bueno"**. Debido a esto, la Administración de Alimentos y Medicamentos FDA las ha prohibido desde el verano del 2014 en los productos alimentarios. En junio, la FDA otorgó a los fabricantes de alimentos tres años para eliminar los aceites parcialmente hidrogenados, la principal fuente de grasa trans de alimentos del país. Con esta medida se espera que se reduzcan las enfermedades del corazón y se puedan evitar miles de ataques cardiacos fatales cada año.

Algunos ejemplos de estos productos que pueden contener aceites parcialmente hidrogenados son:

- Galletas saladas, galletas dulces, pasteles o tortas industriales, tartas congeladas y otros productos horneados.
- Refrescos o snacks (tales como palomitas de maíz para microondas).

- Margarinas en barra.
- -Productos de masa refrigerada (para empanadas-tartas-pizzas...).

Las grasas trans se hicieron populares por su versatilidad en la producción alimentaria. Estas grasas permiten que los alimentos procesados sean "duraderos" y capaces de permanecer en los supermercados durante meses sin deteriorarse. A los restaurantes de comida rápida les encantaban las grasas trans, porque podían usarse repetidamente en las freidoras comerciales, sin tener que reemplazarlas.

Las grasas trans artificiales no deberían confundirse con las grasas saturadas o insaturadas. Algunas grasas trans son producidas de forma natural en los intestinos de algunos animales, y se pueden encontrar en la leche y la carne derivadas de esos animales.

Hasta ahora, no se había realizado demasiada investigación para averiguar si hay diferencia entre las grasas trans artificiales y las naturales. Un nuevo estudio sugiere que **no todas las grasas trans son iguales**, y algunas incluso podrían ser buenas. Los hallazgos aparecen en la edición del 23 de septiembre del 2015 en la revista European Heart Journal. Los investigadores alemanes encontraron que las grasas trans que están presentes de forma natural en los productos lácteos y cárnicos podrían en realidad ayudar a proteger al corazón.

Un grupo de investigadores alemanes midieron las concentraciones de grasas trans de las membranas de los glóbulos rojos de unos 3.300 pacientes. Durante un periodo de seguimiento promedio de unos 10 años, el 30% de los pacientes murieron. Los investigadores evaluaron las concentraciones totales de grasas trans en la sangre de cada paciente, y también determinaron las **concentraciones de grasas trans artificiales frente a las grasas trans naturales.**

El estudio encontró que las personas con unos niveles **más altos de grasas trans naturales** tenían un 37 por ciento menos de probabilidades de sufrir una muerte cardiaca súbita, frente a aquellos que tenían unos niveles bajos de grasas trans naturales. Estos investigadores pudieron comprobar que las grasas trans naturales se asociaban con una tasa más baja de mortalidad por todas las causas. Los **niveles de grasa trans de origen artificial** en la sangre de los participantes alemanes estaban, en promedio, justo por debajo del 1%. En comparación, un estudio reciente en Estados Unidos encontró que los estadounidenses tienen una concentración promedio del 2.6% de grasas trans de origen artificial en la sangre.

Así que en la actualidad, el mensaje sigue siendo limitar las grasas trans artificiales e intentar ingerir las grasas a partir de las grasas mono y poliinsaturadas, dado que estamos bastante seguros de que son buenas para la salud.

De Souza y colaboradores, en un estudio publicado en la revista British Medical Journal (BMJ) en agosto del 2015, en consonancia con las directrices dietéticas actuales, defienden que se limite el consumo de grasa saturada a menos del 10% de la ingesta calórica, y que se limite la grasa trans a menos de un 1% de la dieta.

¿Qué es la delta-6 desaturasa y cuál es su importancia?

La delta-6 desaturasa es la enzima principal que usan los ácidos grasos omega 6 y omega 3 para la producción de prostaglandinas y leucotrienos. Determinadas situaciones influyen en esta enzima para catalizar las reacciones a lo largo de la vía de los omega 6, dando lugar a una amplia serie de mediadores inflamatorios. Este desplazamiento hacia la producción de **prostaglandinas inflamatorias**, puede estar causado por un consumo excesivo de alcohol, diabetes, estrés y una relación elevada de ácidos grasos omega 6/ omega 3 de la dieta.

Los aceites procedentes de la onagra y borraja, son aceites que se usan para tratar ciertas patologías inflamatorias dermatológicas y ginecológicas. Su beneficio se debe a la capacidad del ácido gamma-linoléico (AGL) para producir prostaglandinas de la familia uno (PGE1) con propiedades antiinflamatorias. Lamentablemente, el AGL tiene una mayor influencia que los ácidos grasos omega 3 para la producción de ácido araquidónico que es proinflamatorio.

Como comentábamos anteriormente, nuestro objetivo es **intentar mejora la relación de ácidos grasos omega 6 frente a omega 3,** y por ello, lo mejor sería utilizar estos aceites que contienen AGL sólo en tratamientos de corta duración hasta conocer mejor su mecanismo de acción.

La investigación sobre los efectos en la salud de los ácidos grasos omega 3, fue impulsada por un estudio epidemiológico de los esquimales Inuit de Groenlandia, en los que se observó una tasa significativamente menor de ataques al corazón que en los controles occidentales. Se consideró que esta diferencia estaba relacionada con la elevada cantidad de productos de pescado que consumían los esquimales Inuit. El pescado azul, al igual que el salmón, la caballa, las sardinas, el arenque y el atún blanco son excelentes fuentes de omega 3. Los aceites de pescado son ricos en ácido eicosapentaenoico (AEP) y el ácido docosahexaenoico (ADH), que poseen efectos antiinflamatorios y no requieren el uso de la enzima delta 6-desaturasa (a diferencia de otras fuentes de omega 3 como las semillas de linaza).

En la actualidad, para el tratamiento de varios tipos de procesos inflamatorios, algunos estudios recomiendan tomar de 2 a 4 gramos al día de aceite de pescado. Para la prevención de enfermedades cardiovasculares se utilizan dosis menores.

Es importante recordar que tomar una dosis superior no aporta beneficios y que una **cantidad excesiva de ácidos grasos omega 3 puede empeorar la inflamación.** Además, existen indicios de que el aceite de pescado puede inhibir la agregación plaquetaria y causar hemorragias a dosis superiores a 3 gramos/día.

Cuando el organismo metaboliza las grasas para obtener energía, se producen radicales libres que el organismo normalmente controla sin problemas. No obstante, cuando se usan cantidades excesivas de ácidos grasos, el enorme número de radicales libres supera la capacidad de los antioxidantes del organismo y aumenta la movilización del ácido araquidónico, empeorando la inflamación.

4.11. Las proteínas: las grandes aliadas

En 1838 el químico holandés Gerrit Jan Mulder dio el nombre de **proteínas** a las sustancias que contenían nitrógeno. Las proteínas están formadas por **aminoácidos**. Los aminoácidos, gráficamente son como los ladrillos que forman una pared. Dentro de los aminoácidos que forman las proteínas hay **aminoácidos esenciales** y **no esenciales**.

Los primeros pertenecen a aquellos que el organismo humano no puede sintetizar en cantidad suficiente y, por lo tanto, deben obtenerse de los alimentos; en cambio, los no esenciales el organismo puede obtenerlos a partir de la conversión de otros.

Las proteínas son los materiales que desempeñan el mayor número de funciones en las células de todos los seres vivos. Por un lado, forman parte de la **estructura básica de los tejidos** (músculos, tendones, piel, uñas, etc.) y, por otro, desempeñan funciones **metabólicas y reguladoras** (asimilación de nutrientes, transporte de oxígeno y de grasas en la sangre, inactivación de materiales tóxicos o peligrosos, etc.). También son los elementos que definen la identidad de cada ser vivo, ya que son la base de la estructura del código genético (ADN) y de los sistemas de reconocimiento de organismos extraños en el sistema inmunitario.

Las proteínas de la carne, el pescado, los productos lácteos y los huevos además de contener todos los aminoácidos esenciales, tienen una composición que se asemeja a la que necesitan nuestras células. El conjunto completo de los aminoácidos esenciales sólo está presente en las proteínas de origen animal.

Las proteínas del reino vegetal son consideradas incompletas por no contener generalmente todos los aminoácidos esenciales. Este término de incompletas puede interpretarse mal, debido a la infinidad de combinaciones alimentarias posibles de los cuales surgiría una proteína completa.

El valor biológico de las proteínas o UPN (unidad proteica neta), es establecido por la similitud en cantidad y variedad de los aminoácidos que necesitamos con los procedentes del alimento. Por ejemplo, la **clara de huevo posee una UPN del 94 por ciento**; es decir que casi todas las proteínas del huevo serán asimiladas por nuestro cuerpo. La carne posee una UPN del 67 por ciento.

En general, se recomienda que una tercera parte de las proteínas que comamos sean de origen animal, pero es perfectamente posible estar bien nutrido sólo con proteínas vegetales. Eso sí, teniendo la precaución de combinar estos alimentos en función de sus aminoácidos limitantes. El problema de las dietas vegetarianas en occidente suele estar más bien en el déficit de algunas vitaminas, como la B12, o de minerales, como el hierro. Los huevos son el alimento proteico perfecto, tienen el perfil de aminoácidos ideal y por eso se le llama la **proteína de referencia**. Un huevo mediano de unos 60 gramos nos va a aportar unos 7,5 gramos de proteínas, lo que para una persona de 75 kilos significa el 10% de sus necesidades proteicas diarias.

Considerando lo expuesto: ¿puede haber un desayuno más completo que un par de huevos revueltos o sus claras acompañados de un trozo de pan integral? Mi opinión es que resulta una combinación muy apropiada para comenzar el día, aunque no debe hacerse a diario ni si la persona tiene unos niveles de colesterol alto.

Si bien es cierto que en el reino vegetal generalmente las proteínas no son completas, las combinaciones entre los aminoácidos procedentes de diversos alimentos vegetales producen proteína completa de alto valor sin colesterol y con menos purinas.

Por ejemplo, una combinación ideal consiste en cocinar legumbres acompañadas con cereal. Hay que tener en cuenta que la estructura de los aminoácidos es idéntica, ya sean procedentes del reino vegetal, o bien los que proceden de un pedazo de carne de vacuno.

¿Qué cantidad de proteínas necesita el organismo?

Para definirla, se deben considerar las cantidades de nitrógeno perdidas e ingeridas por día. Si bien hay muchos datos para considerar, en los últimos estudios se estableció la cantidad mínima de 0,47 gramo por kg de peso al día, y la **cantidad óptima promedio es de 0,80 gramo por kg de peso al día,** según las recomendaciones de la Organización Mundial de la Salud y las RDA (Recommended Dietary Allowences). Ejemplo: un hombre de 80 kg necesitaría un mínimo de 37,6 gramos de proteínas al día, y una dosis óptima sería de 64 gramos al día. Por supuesto, durante el crecimiento, el embarazo o la lactancia estas necesidades aumentan.

Los alimentos que ingerimos nos proveen de proteínas. Pero tales proteínas no se absorben directamente, sino que lo hacen tras su desdoblamiento ("hidrólisis" o rotura), causado por el proceso de digestión. Atraviesan la pared intestinal en forma de aminoácidos y de cadenas cortas de péptidos, según lo que se denomina "circulación enterohepática". Esas sustancias se incorporan inicialmente al torrente sanguíneo y, desde allí, son distribuidas hacia los tejidos que las necesitan para formar de nuevo las proteínas, consumidas durante el ciclo vital.

Se sabe que de los **veinte aminoácidos** conocidos, ocho resultan indispensables (o esenciales) para la vida humana y dos resultan "semiindispensables". Son estos diez aminoácidos los que requieren ser incorporados al organismo a través de la alimentación y, con más razón, en los momentos en que el organismo los necesita más: durante la enfermedad. Los aminoácidos esenciales más problemáticos son el **triptófano, la lisina y la metionina.** Es típica su carencia en poblaciones en las que los cereales o los tubérculos constituyen la base de la alimentación. El déficit de aminoácidos esenciales afectan mucho más a los niños que a los adultos.

Hay que destacar que, si falta uno solo de ellos (aminoácidos esenciales) no será posible sintetizar ninguna de las proteínas en la que sea requerido dicho aminoácido. Esto puede dar lugar a diferentes tipos de desnutrición, según cual sea el aminoácido limitante. Por este mismo motivo **no es buena la suplementación con un solo aminoácido, o con un conjunto limitado de varios,** porque compiten con otros aminoácidos impidiendo su correcta absorción, pudiendo originar desequilibrios en el sistema neuroendocrino. Esta podría ser una de las causas de que algunos atletas de élite, que consumen suplementos proteicos, puedan sufrir una disfunción del sistema nervioso autonómico por una carencia relativa de triptófano (precursor de la serotonina) y consecuentemente arritmias letales.

¿Cuáles son las funciones de los 8 aminoácidos esenciales?

- **L-Isoleucina**: Junto con la **L-Leucina** y la hormona del crecimiento interviene en la formación y reparación del tejido muscular.

- **L-Lisina**: Es uno de los más importantes aminoácidos porque, en asociación con otros, interviene en el crecimiento, reparación de tejidos, formación de anticuerpos y síntesis de hormonas.

- **L-Metionina:** Colabora en la síntesis de proteínas y constituye el principal limitante en las proteínas de la dieta.

- **Fenilalanina**: Interviene en la producción del colágeno, fundamentalmente en la estructura de la piel y el tejido conectivo, y también en la formación de diversas neurohormonas.

- **Triptófano**: Está implicado en el crecimiento y en la producción hormonal, especialmente en la función de las glándulas de secreción adrenal. También interviene en la síntesis de la serotonina, involucrada en el estado del ánimo y el sueño.

- **Valina:** Estimula el crecimiento y reparación de los tejidos, el mantenimiento de diversos sistemas y balance de nitrógeno.

- **L-Treonina**: Junto con la con la L-Metionina y el ácido L-Aspártico ayuda al hígado en sus funciones generales de desintoxicación.

Productos naturales con las cantidades medias de aminoácidos que se usan a nivel celular

Producto	Cantidad	Aporte aminoácidos
Almendras	1 taza	1,00 gramo
Semillas girasol	1 taza	1,28 gramo
Arroz integral	1 taza	0,47 gramo
Cebada	1 taza	0,90 gramo
Porotos	1 taza	0,27 gramo
Habas	1 taza	0,85 gramo
Semillas de sésamo	1 taza	0,89 gramo
Pan integral	1 rebanada	0,14 gramo
Fideos harina integral	1 taza	0,65 gramo
Todos los demás vegetales	1 taza	0,27 gramo

Productos animales con las cantidades medias de aminoácidos que se usan a nivel celular

Producto	Cantidad	Aporte aminoácidos
Leche	1 taza	0,29 gramos
Clara de huevo	Unidad	1,63 gramos
Huevo completo (aa limitantes)*	Unidad	0,70 gramos
Pescado	100 gramos	0,19 gramos
Higado	100 gramos	0,70 gramos
Queso blanco	1/4 taza	0,26 gramos
Carne de res	225 gramos	1,49 gramos
Carne de cerdo	100 gramos	0,61 gramos
Pollo	100 gramos	0,84 gramos
Cordero o cabrito	225 gramos	1,54 gramos

Las proteínas consumidas en exceso, que el organismo no necesita para el crecimiento o para el recambio proteico, se queman en las células para producir energía.

A pesar de que tienen un rendimiento energético igual al de los glúcidos, (unas 4 Kilocalorías por gramo) su combustión es más compleja y dejan residuos metabólicos, como el amoniaco, que son tóxicos para el organismo.

El cuerpo humano dispone de eficientes sistemas de eliminación, pero todo exceso de proteínas supone cierto grado de intoxicación. Debemos evitar comer más proteínas de las estrictamente necesarias para cubrir nuestras necesidades.

Debido a la crítica relación entre los diversos aminoácidos y los aminoácidos limitantes, sólo una proporción relativamente pequeña de aminoácidos de cada alimento pasa a formar parte de las proteínas del organismo. El resto se usa como fuente de energía o se convierte en grasa si no se usa inmediatamente.

Para concluir este capítulo de nutrición, vuelvo al principio del libro, que bien podría ser el final. Creo que a estas alturas del siglo XXI somos muchos médicos los que creemos que casi todas las enfermedades degenerativas asociadas al envejecimiento comparten un mismo mecanismo patogénico: la disfunción neuroendocrina y la inflamación sistémica. La dieta probablemente sea, junto con la edad y un ritmo de vida acelerada, la mayor responsable de un **estado inflamatorio crónico**. La inflamación acelera el envejecimiento y causa múltiples enfermedades.

Nos queda una considerable labor de investigación por realizar sobre las relaciones entre la inflamación, las alteraciones hormonales y diferentes estados patológicos. Sin embargo, en la actualidad, los indicios disponibles apoyan el uso de planteamientos dietéticos personalizados como parte de un tratamiento integral para favorecer el estado de salud de nuestros pacientes.

Apéndice

LOS BENEFICIOS DEL EJERCICIO FÍSICO

Se ha demostrado que cualquier actividad física, ya sea deportiva, de ocio o la participación en un programa de ejercicios, previene el declive fisiológico relacionado con la edad y reduce los riesgos asociados a un estilo de vida sedentario.

La mayoría de los médicos reconoce los beneficios del ejercicio y recomienda la realización de una actividad física regular. Sin embargo, existen pocos programas de formación médica que incluyan una revisión de la fisiología del ejercicio. Por ello, para los médicos continúa siendo un reto determinar la frecuencia e intensidad de ejercicio apropiada para cada paciente.

El ejercicio es excelente para la salud, incrementa la funcionalidad, aumenta la masa muscular, la fuerza física y mejora la calidad de vida. Por esta razón, los amantes del ejercicio tienen tendencia a sobreentrenar.

A nivel hormonal, la práctica regular de ejercicio disminuye los niveles de glucosa y los de insulina, y por otro lado, eleva los niveles de glucagón, de hormona del crecimiento y de testosterona. Todo esto hace que se **movilice la grasa almacenada** en los depósitos de reserva. Asimismo, controlando los niveles de insulina, se activarán los mecanismos que afectan al proceso de envejecimiento.

Estudios recientes han demostrado que las caminatas vigorosas, reducen los depósitos de grasa y disminuyen los niveles de insulina. Sin embargo, quemar más de 2.000 calorías por semana con un determinado programa de ejercicios, no mejora la longevidad, debido a que este exceso provocará **la generación de radicales libres y de**

cortisol. Por lo tanto, lo aconsejable es **ejercitarse a nivel moderado.** Un modelo apropiado de ejercicios tiende a desarrollar los **cinco componentes del acondicionamiento físico:**

- Acondicionamiento cardiorrespiratorio o acondicionamiento aeróbico
- Fuerza muscular y resistencia
- Flexibilidad
- Composición del cuerpo
- Equilibrio y agilidad

Tipos de ejercicios

Los ejercicios se dividen en dos grandes categorías. Esta división permite entender mejor los efectos funcionales, metabólicos y bioquímicos sobre el organismo:

- Ejercicios aeróbicos o Jogging: caminatas, subir y bajar escaleras, montar en bicicleta...
- Ejercicios anaeróbicos, llamados también ejercicios de resistencia: pesas, poleas.

Los **ejercicios aeróbicos** mejoran el acondicionamiento cardiaco y la función pulmonar. Desde el punto de vista metabólico y bioquímico, a los 30 minutos de haber empezado este tipo de ejercicios, los niveles de glucosa e insulina bajan mientras que los niveles de glucagón y los niveles de hormona del crecimiento comienzan a subir. Esta elevación de la hormona del crecimiento repara y aumenta la masa muscular y disminuye los depósitos de grasa.

Los **ejercicios anaeróbicos** producen un aumento en la secreción de la hormona del crecimiento, testosterona y una mejoría significativa de la masa muscular y la composición del cuerpo. Estas hormonas se liberan inmediatamente al empezar estos ejercicios, alcanzan su pico máximo a los 30 minutos y continúan su acción durante una hora más, una vez acabados los ejercicios. Lo más aconsejable, es empezar con una fase de ejercicios aeróbicos y continuar con los ejercicios anaeróbicos. Esto no sólo permite evitar lesiones, sino que contribuye a oxigenar el cuerpo y preparar el sistema cardiorrespiratorio para la mayor demanda que exigen los ejercicios anaeróbicos. Esta combinación también hace que la liberación de hormona del crecimiento que empezó con los ejercicios aeróbicos sea mayor.

Propuesta de un régimen de ejercicios equilibrado:

- Cinco minutos de ejercicios de estiramiento
- Veinticinco minutos de ejercicios aeróbicos
- Veinticinco minutos de ejercicios anaeróbicos
- Cinco minutos de ejercicios de estiramiento

Este régimen se aconseja efectuarlo entre 3 a 5 veces por semana, según la condición física y el tipo de enfermedad que presente el paciente.

Así, con una hora al día que se dedique a la práctica de ejercicio, uno puede obtener una mejora significativa en la calidad y probablemente en la cantidad de vida. El efectuar ejercicios más allá de este tiempo recomendado, ocasionará una **secreción de cortisol** en exceso, un incremento de glucosa y un aumento de la insulina. Estas hormonas, como hemos comentado en los capítulos anteriores, se asocian con un envejecimiento prematuro. Este hecho puede constatarse en aquellos individuos que sobreentrenan.

Los ejercicios, sobre todo los anaeróbicos, fortalecen los huesos, disminuyendo la osteoporosis. Favorecen asimismo la **producción de serotonina y otros neurotransmisores**, lo que hace que uno esté en un estado mental de calma, más centrado y con una mayor sensación de bienestar.

La dieta antienvejecimiento y el ejercicio, son un plan para mejorar la composición corporal y mantener el cuerpo a un nivel de máximo rendimiento, sobre todo durante la tercera edad. Para conseguir este objetivo, es necesario:

- Intentar mantener un pH sanguíneo más alcalino

- Mantener en un nivel óptimo las hormonas que retrasan el proceso de envejecimiento: la hormona del crecimiento, los estrógenos, la testosterona, el glucagón

- Evitar una elevación excesiva de las hormonas que favorecen el envejecimiento y las enfermedades, como son la insulina, el cortisol, la angiotensina II y la aldosterona.

- Mantener unos niveles adecuados de determinados neurotransmisores como por ejemplo, la serotonina, que disminuye el deseo de ingerir dulces y carbohidratos durante el día.

Todas estas recomendaciones deben formar parte de un programa más integral, que lleva implícito adoptar un estilo de vida que incluya un adecuado régimen dietético, ejercicio, meditación y evitar el estrés.

El envejecimiento y sus problemas. El ejercicio como solución a algunos de ellos

A pesar de que el organismo humano envejecido se hace más susceptible al estrés oxidativo y de que la capacidad de regeneración del músculo se halla disminuida, los ancianos físicamente activos, se benefician de las adaptaciones celulares originadas por el ejercicio, aumentando los sistemas defensivos contra los radicales libres.

Para luchar contra la acción de estos radicales producidos por el ejercicio, el músculo esquelético ha desarrollado un número de diferentes mecanismos endógenos, y estos se adaptan rápidamente tras un periodo de ejercicio. El **entrenamiento de resistencia** no sólo aumenta las defensas antioxidantes en el tejido muscular, sino que lo hace de igual forma en el cardiaco, incluso, aunque el ejercicio se realice en forma de episodios anaeróbicos.

Sin duda alguna, el **envejecimiento modifica negativamente las funciones mitocondriales** en todos los órganos y sistemas, tanto en los humanos como en los animales. Incluso en los mejores deportistas de élite, en cuya modalidad predomina el entrenamiento aeróbico, con los años se producen también estas disfunciones mitocondriales en su sistema muscular.

Pero no es menos cierto que, quienes siguen entrenando con intensidad, poseen una actividad de las enzimas oxidativas similar a los más jóvenes bien entrenados, y superior a la de los jóvenes o ancianos sedentarios.

Incluso en las personas mayores sin experiencia deportiva, el entrenamiento aeróbico realizado durante algunas semanas, aumenta la actividad de las enzimas mitocondriales y la producción de ATP en los miocitos, de igual forma a como acontece en los jóvenes que hacen el mismo tipo de ejercicio.

Por otra parte, sabemos que el ejercicio aeróbico, y en especial el que se realiza de forma agotadora, produce en todas las edades un gran aumento en el consumo de oxígeno, lo que incrementa la formación de los radicales libres responsables de las alteraciones intracelulares, y sobre todo, que afectan a las mitocondrias (entre las que se incluye el funcionamiento de la cadena respiratoria). La acción de estos radicales, disminuye los sistemas defensivos celulares contra la oxidación, al reducir los depósitos de las vitaminas antioxidantes y del glutatión.

Algunos trabajos publicados en la literatura científica, han demostrado que el ejercicio aumenta el número de las mitocondrias musculares: inicialmente incrementa su volumen y posteriormente la actividad de sus enzimas, lo que lleva implícito la mejoría de la capacidad para sintetizar ATP por gramo de músculo. Todo lo dicho, explica por qué el ejercicio aerobico mejora la resistencia muscular y ejerce un efecto favorable sobre el envejecimiento de este tejido.

Acción del ejercicio sobre el sistema nervioso

Hasta hace muy poco tiempo, médicos e investigadores estaban plenamente convencidos de que el sistema nervioso carecía de plasticidad, es decir, que después del nacimiento las células nerviosas deterioradas por la edad, o por determinadas lesiones, eran incapaces de ser sustituidas por otras nuevas, lo que significaba la pérdida definitiva de sus funciones.

Afortunadamente, hoy sabemos que nuestro organismo produce una serie de moléculas capacitadas para aumentar la plasticidad de las neuronas, además de mantener su función a lo largo del tiempo. Estas moléculas o factores son las neurotrofinas. Otro hecho de gran relevancia es el haber llegado a saber que el ejercicio estimula la formación de las mismas.

Los factores neurotróficos o neurotrofinas son una serie de proteínas implicadas en la regulación y en el mantenimiento del sistema nervioso. A los especialistas en fisiología y medicina del ejercicio, el factor que más les interesa es el **Factor Neurotrófico Cerebral (FNC)**. Este factor se describió por primera vez en el cerebro del cerdo como una neurotrofina relacionada con el factor del crecimiento del nervio y se encuentra ampliamente distribuido en el sistema nervioso central.

Las mayores concentracioness del Factor Neurotrófico Cerebral (FNC) se hallan en el hipocampo y en la corteza cerebral. El FNC interviene de modo decisivo en la supervivencia de varios tipos de neuronas y es especialmente eficaz en proteger contra la muerte a las neuronas sensoriales periféricas, a las neuronas motoras centrales y a las dopaminérgicas y colinérgicas de la base del cerebro anterior.

El FNC ejerce sus efectos neuroprotectores al mejorar la supervivencia de las neuronas además de proteger al cerebro contra la isquemia (falta de aporte de sangre). Entre las funciones mejor conocidas e importantes de esta proteína se hallan las de ejercer una **gran influencia en la transmisión sináptica** (zona de contacto entre dos neuronas) de las neuronas del hipocampo.

Según los resultados de algunos estudios, el ejercicio posee efectos beneficiosos sobre la función cerebral, tales como promover la plasticidad y aumentar el rendimiento del aprendizaje y la memoria, lo que puede ser debido al aumento de la expresión de varios factores neurotróficos entre los que se halla el FNC.

Relación entre el ejercicio, el factor neurotrófico cerebral y la depresión

La depresión grave se caracteriza por acompañarse de bajos niveles del factor neurotrófico cerebral (FNC) en el suero, lo que podría significar que dicho factor se halla involucrado en las alteraciones de la afectividad.

Es un hecho bien conocido por pacientes y médicos que, quienes sufren depresión mejoran considerablemente con la práctica de la actividad física, aunque hasta hace muy poco tiempo se desconocía el mecanismo a través del cual se producía dicha mejoría. Hoy sabemos que la sensación de bienestar originada por el ejercicio, se debe en parte al aumento de los niveles del FNC en el hipocampo.

Una infusión bilateral de FNC en el hipocampo de la rata produce un efecto antidepresivo comparado al que se origina con la administración de los fármacos antidepresivos específicos.

El FNC es el factor neurotrófico más abundante de todos los hallados en el cerebro y su importancia es considerable, ya que mediante su intervención se estimula el crecimiento y mantenimiento de varios sistemas neuronales. Además funciona como un modulador en la neurotransmisión y participa en los mecanismos de plasticidad como el aprendizaje.

Relación entre el ejercicio, la memoria y el envejecimiento

La expresión del FNC aumenta durante los acontecimientos relacionados con el aprendizaje, y sus niveles descienden en el hipocampo de las personas afectadas por la enfermedad de Alzheimer, lo que viene a confirmar que, dicho factor tiene asignada una importante función en el aprendizaje, el desarrollo de la memoria normal y en las deficiencias de la memoria ligadas a la edad. Algunas hipótesis sugieren que puede ser responsable del desarrollo de la enfermedad de Alzheimer, o al menos de la aparición de algunos síntomas acompañantes, como la pérdida de la memoria.

El ejercicio regular podría ser la mejor medicina para las personas mayores que se enfrentan al inicio de la demencia, según ensayos clínicos recientes.

La actividad física mejoró el estado de ánimo, la memoria y la capacidad de pensar. En uno de los estudios se objetivó que **el ejercicio aeróbico intenso mejora el flujo sanguíneo en áreas clave del cerebro, y parece reducir los nudos de proteína** tau que son característicos de la enfermedad de **Alzheimer**, que en la actualidad es la forma más común de demencia.

El ejercicio físico, otorga un beneficio potencial a las personas que viven ahora con Alzheimer; incluso si ya se sufre un deterioro cognitivo, la actividad física sigue siendo beneficiosa.

Baker y sus colaboradores estudiaron a personas con un deterioro leve para ver si la actividad física también podía ayudarlas. Las 65 personas del estudio de Baker tenían entre 55 y 89 años de edad, y no habían realizado ejercicio antes. También sufrían de prediabetes, que puede aumentar el riesgo de contraer la enfermedad de Alzheimer. Los participantes se asignaron al azar a uno de dos grupos durante seis meses. El primer grupo realizó ejercicios de estiramiento que no aumentaban mucho su ritmo cardiaco, mientras que el segundo grupo tenía que hacer al menos **45 minutos de aeróbicos de alta intensidad cuatro veces por semana.**

El grupo de aeróbicos tenía que permanecer en un **rango del 75 al 85 por ciento de su ritmo cardiaco máximo durante al menos 30 minutos** de su sesión de ejercicio, que la mayoría de las veces se realizaba en una cinta caminadora: para una persona típica de 70 años, eso significa un ritmo cardiaco de al menos 130 latidos por minuto. El 92 por ciento de las personas permanecieron en el programa de ejercicio, y al final tenían una mejor forma física y unos mejores niveles de azúcar en sangre.

Algo más importante aún es que las resonancias cerebrales revelaron que el flujo sanguíneo había aumentado de forma significativa en los centros de memoria y procesamiento del cerebro de los participantes, con una mejora correspondiente en su capacidad de planificar, organizar y prestar atención.

Unos análisis que usaron muestras de líquido cefalorraquídeo de los pacientes, mostraron una reducción significativa en los nudos de proteína tau, y el efecto más pronunciado se observó en los mayores de 70 años de edad.

Según Baker estos hallazgos son importantes porque sugieren de forma contundente que una intervención potente en el estilo de vida, como el ejercicio aeróbico, puede tener un impacto sobre los cambios en el cerebro relacionados con el Alzheimer y ningún fármaco que esté comercializado en la actualidad, puede superar estos efectos.

En otro ensayo clínico danés, 200 personas de 50 a 90 años que sufrían de Alzheimer se asignaron al azar a un programa de ejercicio aeróbico o a un grupo de control que no hizo ejercicio adicional. Se pidió a los que hacían ejercicio que llegaran a una intensidad objetivo del 70 al 80 por ciento de su ritmo cardiaco máximo. Los investigadores hallaron que los que hacían ejercicio sufrían de menos problemas del estado de ánimo, como ansiedad, irritabilidad y depresión.

Las personas que hacían ejercicio con más frecuencia y mayor vigor también lograron mejoras en la velocidad mental y en la atención. El tercer ensayo se realizó en Canadá, con 71 personas de 56 a 96 años que habían sufrido mini accidentes cerebrovasculares (ACV), lo que disminuyó su capacidad de pensar y recordar. La mitad se asignó a un grupo que participó en clases regulares de aeróbicos. Los investigadores encontraron que los participantes que tomaron clases de aeróbicos con regularidad, mejoraron su memoria y atención selectiva, en comparación con aquellos a quienes no se pidió que hicieran ejercicio regular.

Recientemente ha aparecido un nuevo trabajo que resalta las capacidades terapéuticas del ejercicio en relación a la enfermedad de Parkinson. El artículo, publicado en la revista Neurology, demuestra que se puede mejorar el equilibrio, la movilidad y la calidad de vida en personas con **enfermedad de Parkinson**. Aunque estas mejoras no benefician a las personas que sufren una versión más grave de la enfermedad, en las variantes más leves, un programa de ejercicios para mejorar el ejercicio y la fuerza en las piernas durante entre 40 y 60 minutos, tres veces a la semana, redujo las caídas en un 70%.

La investigación sobre el Parkinson es solo una muestra más de las posibilidades del ejercicio para luchar contra las enfermedades, y no solo contra las más obvias, como la obesidad, la diabetes o el cáncer.

Envejecimiento y función cardiovascular durante el ejercicio

El deterioro de la función cardiovascular en los mayores es la consecuencia de alteraciones estructurales y funcionales del corazón y los vasos.

Con el envejecimiento se origina un deterioro del llenado del ventrículo izquierdo, un aumento de la poscarga cardiaca y una disminución de las respuestas inotrópica (contractilidad cardiaca) y cronotrópica (frecuencia cardiaca).

El Consumo máximo de oxígeno (VO_2 max) o capacidad aeróbica, disminuye con el reposo y aumenta con el ejercicio. El declive de la VO_2 max originado por el envejecimiento se debe a la disminución del gasto cardiaco; también influye el estado en que se encuentra la circulación coronaria y la presencia de obesidad. La VO_2 max disminuye aproximadamente un 40% entre los 25 y los 65 años.

Hoy sabemos que el sedentarismo también contribuye a deteriorar la VO_2 max en la edad avanzada, lo que se demuestra porque el entrenamiento aeróbico favorece la reversión del deterioro producido por la edad.

El ejercicio de resistencia produce adaptaciones cardíacas consistentes en aumentar el gasto cardiaco máximo, el volumen sistólico (VS), el llenado diastólico (VD) y además incrementa el volumen del ventrículo izquierdo (VI) a consecuencia de la sobrecarga.

Todos estos hechos de adaptación cardíaca son paralelos a los originados en el músculo esquelético. Hace algunos años se creía que esto era un hecho exclusivo de la juventud, sin embargo, estudios recientes han demostrado que las personas mayores también pueden gozar de estos beneficios.

El ejercicio físico practicado con regularidad disminuye el riesgo a padecer una trombosis vascular, al disminuir el fibrinógeno, el factor VII y la viscosidad del plasma en personas con edades comprendidas entre los 65 y los 94 años.

Ejercicio físico y su relación con el cáncer

En los 48 estudios revisados (23 estudios de cohorte y 25 de casos-control) que incluyen más de 40.000 casos de casos de cáncer de colon o recto en hombres y mujeres, los autores concluyen que en la mayoría de ellos (35 de 48) se observa un efecto protector independiente, estimado entre el 10 y el 70% de todos los casos, con la realización de actividad física.

Aquellos que habían realizado actividades con gastos de energía superiores a las 1000 kcal/ semanales en actividades vigorosas, al menos, durante tres periodos a lo largo de su vida, tenían una reducción en el riesgo de padecer cáncer de colon del 40%.

Del análisis de un estudio de 26 trabajos analizados que incluyen 108.031 casos de cáncer de mama, se deduce que en las mujeres pre, peri o postmenopáusicas, ambos tipos de actividad física (aeróbica o anaeróbica) se hallan asociados a una disminución del 30% en el riesgo a padecer cáncer de mama. En 17 trabajos hallaron una relación positiva dosis respuesta. Cuatro horas semanales de ejercicio moderado son suficientes para que se produzca el efecto protector.

En lo que respecta al cáncer de endometrio, en 8 de 12 estudios que trataban este tipo de tumor encontraron una relación favorable con una disminución del riesgo entre el 20 y el 80%.

En 14 de 28 trabajos analizados muestran una disminución del riesgo a sufrir cáncer de próstata entre el 10 y el 70%. La relación dosis-respuesta solamente se observó en 10 de 19 estudios. En los hombres que gastaban entre 1000 y 3000 kcal semanales los beneficios ascendían hasta el 70%. En el cáncer de testículo, los resultados son menos concluyentes que en el de próstata.

En cuanto al cáncer de pulmón, 6 de 11 estudios (5 de cohortes y uno de caso-control) muestran que la actividad física disminuye entre un 20 y un 60% el riesgo a padecer un cáncer de pulmón. Cuatro horas de actividad física semanal de intensidad moderada (> de 4-5 METs), aminoran el riesgo, y este efecto es independiente del tabaco y otros posibles agentes tumorales.

El ejercicio y la obesidad

De la revisión de varios trabajos de intervención sobre el ejercicio en la prevención y el tratamiento de la obesidad, se obtienen las siguientes conclusiones:

1º.- La actividad física promueve la pérdida de la masa grasa y preserva la magra

2º.- La pérdida de peso conseguida depende de la frecuencia y la duración de las sesiones de entrenamiento, así como de la duración del programa, lo que sugiere la existencia de un fenómeno dosis-respuesta.

Aunque la pérdida de peso conseguida con el ejercicio no es excesiva, sin embargo, a largo plazo la **actividad física ejerce una función más importante que la dieta en el mantenimiento del peso corporal.**

Por otra parte, la mayoría de los estudios epidemiológicos transversales demuestran la existencia de una relación inversa entre la actividad física y el peso corporal. Reducciones de peso tan pequeñas como entre el 5 y el 10% producen efectos beneficiosos sobre la tolerancia a la glucosa, la hiperlipidemia y la hipertensión en los obesos adultos.

Los autores de un análisis concluyen que el ejercicio reduce de manera leve pero significativa la resistencia a la insulina de los niños y adolescentes.

En la revista Pediatrics, el equipo de Michael V. Fedewa publica que la actividad física mejora 11,4 U/mL los valores de insulina en ayunas y 2,0 puntos la sensibilidad insulínica, mediante el modelo de evaluación homeostática en los niños obesos.

Efectos del ejercicio sobre la hiperglucemia en pacientes diabéticos tipo 2

Las conclusiones son las siguientes:

1º.- El ejercicio intenso produce una mejoría del metabolismo del glucógeno en el músculo esquelético.
2º.- El ejercicio atenúa la hiperglucemia postprandial, incluso en el caso de que el efecto sobre la hiperglucemia en ayunas sea menor. Algunos datos sugieren que, la mejoría se debe al aumento de la insulina postprandial.
3º.- Dos trabajos demuestran que el ejercicio agudo disminuye la producción de la glucosa hepática en los diabéticos del tipo 2.

4º.- Con el ejercicio de intensidad moderada, la utilización de la glucosa por los tejidos periféricos se realiza de forma similar en personas normales y diabéticos del tipo

Varios trabajos prospectivos sugieren que, el aumento de la actividad física previene, o al menos, retrasa, la aparición de la diabetes del tipo 2 en los adultos y que dicha prevención tiene relación dosis-respuesta.

El ejercicio y el sistema músculo-esquelético

La aplicación crónica de cargas al músculo origina un proceso de remodelado traducido por una serie de modificaciones en su masa, y por alteraciones celulares y moleculares de las miofibras, al que se conoce como hipertrofia.

Cuanto más deteriorada se halla la estructura muscular, sea por enfermedad o por ausencia de ejercicio, tanto mayor es la respuesta hipertrofiante de las fibras al esfuerzo.

Una de las principales acciones del IGF-1 (factor de crecimiento similar a la insulina en el músculo es su efecto anabolizante) muy parecido al que posee la insulina, el cual se muestra efectivo a la hora de facilitar la síntesis de las proteínas implicadas en la hipertrofia.

La infusión de IGF-1 a los músculos aislados produce un aumento de la captación de los aminoácidos y de la síntesis del RNA.

Los efectos del ejercicio sobre el sistema osteoarticular

De todos los ejercicios conocidos, los que mejores efectos poseen sobre la densidad ósea son los que soportan el peso del cuerpo (andar y correr) y los de fuerza.

En los trabajos llevados a cabo sobre animales muestran que la actividad física moderada ejerce efectos beneficiosos sobre la estructura y la función del cartílago. Incluso en las personas obesas, puede ejercer un efecto beneficioso indirecto sobre las articulaciones de los miembros inferiores, al perder masa grasa.

Parece que el entrenamiento de fuerza realizado por las personas mayores con artrosis de rodilla, es más eficiente que el aeróbico en la mejoría de la función física.

El ejercicio y el sistema endocrino

El ejercicio regular en los hombres con edades comprendidas entre los 60 y los 65 años puede mantener elevados los niveles de IGF-1, así como la masa magra del cuerpo, lo que contribuye a mejorar el bienestar general.

El ejercicio regular intensivo en los hombres mayores se asocia a elevados niveles de la hormona de crecimiento (GH) y de la testosterona, por lo que la actividad física puede desempeñar una función correctora en el declive de la GH producido por el envejecimiento.

La hormona de crecimiento, el IGF-1, la actividad del sistema nervioso simpático, la acción de las catecolaminas y la de los esteroides sexuales se modifican con la edad y hacen diferente la respuesta de los mayores al ejercicio agudo y crónico.

El ejercicio y el sistema inmunitario

El sistema inmunológico es una inmensa maquinaria con un gran consumo de energía y una tremenda influencia sobre nuestro bienestar. Esto se hace patente cada vez que una enfermedad nos deja postrados en una cama sin ganas de hacer nada. Para su correcto funcionamiento, es necesario que se mantenga un equilibrio delicado. Si estamos inmunosuprimidos, las probabilidades de infección aumentan, pero si el mecanismo de defensa está siempre activado, se produce un estado de inflamación crónica que daña los vasos sanguíneos y puede producir enfermedades cardíacas.

El ejercicio provoca un efecto doble que limita estos riesgos. **Por un lado, es antiinflamatorio y, por otro, mejora la inmunidad. Este efecto puede ser protector y terapéutico ante un buen número de dolencias.**

El ejercicio activa los mecanismos de defensa específicos del huésped mediante una serie de acontecimientos metabólicos coordinados, similares a los que se producen en la respuesta a la fase aguda de la infección.

En los humanos, los aspectos de inmunidad mejor estudiados en relación con el ejercicio, han sido los realizados sobre la actividad de las células NK (Natural Killer) y sobre la función de las células T.

El entrenamiento habitual y moderado en las personas mayores, se asocia a una mejora en el funcionamiento de las células T, se produce una mayor capacidad fagocítica de los neutrófilos y de la inmunidad innata (aumento de las células NK). Un estudio presentado en 2012 por investigadores de la Universidad de Nebraska, indicaba que este efecto podía ser de ayuda para reducir las posibilidades de tener una recaída después de superar un cáncer

Agradecimientos

Esta obra no habría sido posible sin el talento y ayuda de otras personas. Mi más sincero agradecimiento a mi hermana, que dedicó gran parte de su tiempo para revisar estos capítulos.

Deseo dar las gracias a la Dra. Martínez, por su apoyo y sus maravillosos consejos durante la redacción de este libro.

Gracias a todos los pacientes que me han ayudado a aprender y entender algunas cosas... También quiero dar las gracias a mis formadores, a compañeros y residentes que han brindado su talento y compartido su entusiasmo conmigo.

Y como no podía ser de otra forma, mi mayor agradecimiento a mi familia. Sin su amor, me faltaría el motor para seguir escribiendo.

BIBLIOGRAFÍA

PRIMERA PARTE: EL ARTE DE PROLONGAR LA VIDA

Anothaisintawee T, Reutrakul S, Van Cauter E, Thakkinstian A. Sleep disturbances compared to traditional risk factors for diabetes development:Systematic review and meta-analysis. Sleep Med Rev. 2015 Oct 21; 30:11-24. doi:10.1016/j.smrv.2015.10.002. [Epub ahead of print] Review. PubMed PMID: 26687279.

Avantaggiato A, Bertuzzi G, Pascali M, Candotto V, Carinci F. THE THEORIES OF AGING: REACTIVE OXYGEN SPECIES AND WHAT ELSE? J Biol Regul Homeost gents. 2015 Jul-Sep; 29(3 Suppl 1):156-63. PubMed PMID: 26511196.

Broussard JL, Ehrmann DA, Van Cauter E, Tasali E, Brady MJ. Impaired insulin signaling in human adipocytes after experimental sleep restriction:a randomized,crossover study. Ann Intern Med. 2012 Oct 16; 157(8):549-57. Doi: 10.7326/0003-4819-157-8-201210160-00005. PubMed PMID: 23070488; PubMed Central PMCID: PMC4435718.

Goldsmith TC. Emerging programmed aging mechanisms and their medical implications. Med Hypotheses. 2015 Oct 23. pii: S0306-9877(15)00397-7. doi: 10.1016/j.mehy.2015.10.015. [Epub ahead of print] PubMed PMID: 26547271.

Hypocrates. Aforismos traducidos del griego al latín y al castellano, con advertencias y notas: añadido al fin el capítulo aureo de Avicena. Por don Alonso Manuel Sedeño de Mesa .**Publicación original:** Madrid: en la imprenta de Gonzalez, 1789.Reproducción digital del original conservado en la Biblioteca Histórica de la Universidad de Valencia.

In diui Hippocratis laudem praefatio ante eiusdem Prognostica. Autor: Cornarius, Janus **Publicación original:** Basileae : [in Officina Frobeniana], 1528Reproducción digital del original conservado en la Biblioteca de la Universidad de Salamanca

Kligler B, Lebensohn P, Koithan M, Schneider C, Rakel D, Cook P, Kohatsu W,Maizes V. Measuring the "whole system" outcomes of an educational innovation: experience from the integrative family medicine program. Fam Med. 2009May; 41(5):342-9. PubMed PMID: 19418283.

Kreitzer MJ, Sierpina V, Rakel D, Bauer B. Innovations in integrativehealthcare education: consortium expands with the addition of the University ofWisconsin and the

Mayo Medical Center. Explore (NY). 2006 Sep-Oct; 2(5):457-8.PubMed PMID: 16979114.

Lipsky MS, King M. Biological theories of aging. Dis Mon. 2015Nov; 61(11):460-6. doi: 10.1016/j.disamonth.2015.09.005. Epub 2015 Oct 17. Review.PubMed PMID: 26490576.

Maizes V, Rakel D, Niemiec C. Integrative medicine and patient-centered care.Explore (NY). 2009 Sep-Oct; 5(5):277-89. doi: 10.1016/j.explore.2009.06.008.Review. PubMed PMID: 19733814.

Maizes V, Rakel D, Niemiec C. Integrative medicine and patient-centered care. Explore (NY). 2009 Sep-Oct; 5(5):277-89. doi: 10.1016/j.explore.2009.06.008.Review. PubMed PMID: 19733814.

Minciullo PL, Catalano A, Mandraffino G, Casciaro M, Crucitti A, Maltese G,Morabito N, Lasco A, Gangemi S, Basile G. Inflammaging and Anti-Inflammaging: The Role of Cytokines in Extreme Longevity. Arch Immunol Ther Exp (Warsz). 2015 Dec 12. [Epub ahead of print] PubMed PMID: 26658771.

Opera Omnia de Paracelso.Editorial: Consejo Superior de Investigaciones Científicas Año: 1992 Número de páginas: 436. ISBN: 978-84-86307-45-5Edición: Estanislao .Lluesma-Uranga Lugar de edición:Sevilla

Rakel D. A new model of care. Acad Med. 2009 Mar; 84(3):289-90; author reply290. doi: 10.1097/ACM.0b013e318197259b. PubMed PMID: 19240425.

Rakel D. Creating expertise in health and healing. J Am Board Fam Med. 2007Nov-Dec; 20(6):611. PubMed PMID: 17954872.

Reutrakul S, Van Cauter E. Interactions between sleep, circadian function, and glucose metabolism: implications for risk and severity of diabetes. Ann N Y Acad Sci. 2014 pr; 1311:151-73. doi: 10.1111/nyas.12355. Epub 2014 Mar 14. Review.PubMed PMID: 24628249.

Schöttker B, Saum KU, Jansen EH, Holleczek B, Brenner H.Associations of Metabolic, inflammatory and oxidative stress markers with total morbidity and multi-morbidity in a large cohort of older German adults. Age Ageing. 2015 Nov 11. pii: afv159. [Epub ahead of print] PubMed PMID: 26563887.

Van Someren EJ, Cirelli C, Dijk DJ, Van Cauter E, Schwartz S, Chee MW.Disrupted Sleep: From Molecules to Cognition. J Neurosci. 2015 Oct14; 35(41):13889-95. doi:

10.1523/JNEUROSCI.2592-15.2015. PubMed PMID: 26468189; PubMed Central PMCID: PMC4604227.

Willcox DC, Scapagnini G, Willcox BJ. Healthy aging diets other than the Mediterranean: a focus on the Okinawan diet. Mech Ageing Dev. 2014 Mar-Apr; 136-137:148-62. doi: 10.1016/j.mad.2014.01.002. Epub 2014 Jan 21. Review.PubMed PMID: 24462788.

Yamamoto K, E S, Hatakeyama Y, Sakamoto Y, Honma T, Jibu Y, Kawakami Y,Tsuduki T. The Japanese diet from 1975 delays senescence and prolongs life span in SAMP8 ice. Nutrition. 2016 Jan; 32(1):122-8. doi: 10.1016/j.nut.2015.07.002.Epub 2015 Jul 26. PubMed PMID: 26431631.

SEGUNDA PARTE: LA BÚSQUEDA DE LA LONGEVIDAD

Abu Rabi Z, Zoranovic T, Milovanovic J, Todorovic-Rakovic N,Nikolic-Vukosavljevic D. Breast cancer in postmenopausal patients: Impact of age.J BUON. 2015 May-Jun; 20(3):723-9. PubMed PMID: 26214623.

Benkhadra K, Mohammed K, Al Nofal A, Carranza Leon BG, Alahdab F, Faubion S,Montori VM, Abu Dabrh AM, Zúñiga Hernández JA, Prokop LJ, Murad MH. Menopausal Hormone Therapy and Mortality: A Systematic Review and Meta-Analysis. J Clin Endocrinol Metab. 2015 Nov; 100(11):4021-8. doi: 10.1210/jc.2015-2238. PubMed PMID: 26544652.

Carson JA, Manolagas SC. Effects of sex steroids on bones and muscles: Similarities, parallels, and putative interactions in health and disease. Bone.2015 Nov; 80:67-78. doi: 10.1016/j.bone.2015.04.015. PubMed PMID: 26453497; PubMed Central PMCID: PMC4600533.

Choi HK, Curhan G. Soft drinks, fructose consumption, and the risk of gout in men: prospective cohort study. BMJ. 2008 Feb 9; 336(7639):309-12. doi: 10.1136/bmj.39449.819271.BE. Epub 2008 Jan 31. PubMed PMID: 18244959; PubMedCentral PMCID: PMC2234536

Choi HK, Willett W, Curhan G. Fructose-rich beverages and risk of gout inwomen. JAMA. 2010 Nov 24; 304(20):2270-8. doi: 10.1001/jama.2010.1638. Epub 2010Nov 10. PubMed PMID: 21068145; PubMed Central PMCID: PMC3058904.

Clemmons D. Growth hormone in health and disease: Long-term GH therapy--benefits and unanswered questions. Nat Rev Endocrinol. 2013Jun; 9(6):317-8. doi: 10.1038/nrendo.2013.68. Epub 2013 Mar 26. PubMed PMID: 23529042.

Clemmons DR, Molitch M, Hoffman AR, Klibanski A, Strasburger CJ, Kleinberg DL,Ho K, Webb SM, Bronstein MD, Bouillon R, Ben-Shlomo A, Hamrahian AH, Chanson P,Barkan AL, Merriam GR, Blackman MR, Salvatori R. Growth hormone should be used only for approved indications. J Clin Endocrinol Metab. 2014 Feb; 99(2):409-11.doi: 10.1210/jc.2013-4187. Epub 2013 Dec 11. PubMed PMID: 24423315.

Cservenka A, Stroup ML, Etkin A, Nagel BJ. The effects of age, sex, and hormones on emotional conflict-related brain response during adolescence. Brain Cogn. 2015 Oct; 99:135-50. doi: 10.1016/j.bandc.2015.06.002. Epub 2015 Jul 11.PubMed PMID: 26175008; PubMed Central PMCID: PMC4555000.

Gielen E, O'Neill TW, Pye SR, Adams JE, Wu FC, Laurent MR, Claessens F, Ward KA, Boonen S, Bouillon R, Vanderschueren D, Verschueren S. Endocrine determinants of incident sarcopenia in middle-aged and elderly European men. J Cachexia Sarcopenia Muscle. 2015 Sep; 6(3):242-52. doi: 10.1002/jcsm.12030. Epub 2015 Apr27. PubMed PMID: 26401471; PubMed Central PMCID: PMC4575556.

McGregor BA, Murphy KM, Albano DL, Ceballos RM. Stress, Cortisol, and B-ymphocytes: A Novel Approach to Understanding Academic Stress and ImmuneFunction. Stress. 2015 Dec 8:1-23. [Epub ahead of print] PubMed PMID: 26644211.

Yakar S, Isaksson O. Regulation of skeletal growth and mineral acquisition by the GH/IGF-1 axis: Lessons from mouse models. Growth Horm IGF Res. 2015 Sep 28.pii: S1096-6374(15)30031-9. doi: 10.1016/j.ghir.2015.09.004. [Epub ahead of print] PubMed PMID: 26432542.

TERCERA PARTE: ENVEJECIMIENTO Y ENFERMEDADES DEGENERATIVAS

Agüero-Torres et al. The impact of somatic and cognitive disorders on the functional status of the elderly. J Clin Epidemiol (2002) vol. 55 (10) pp. 1007-12.

Arai et al. Adipokines and aging. J Atheroscler Thromb (2011) vol. 18 (7) pp. 545-50.

Barja. Free radicals and aging. Trends Neurosci (2004) vol. 27 (10) pp. 595-600.

Basak y Verhaeghen. Aging and Switching the Focus of Attention in Working Memory: Age Differences in Item Availability But Not in Item Accessibility. The Journals of Gerontology Series B: Psychological Sciences.

Bishop et al. Neural mechanisms of ageing and cognitive decline. Nature (2010) vol. 464 (7288) pp. 529-35.

Borson. Cognition, Aging, and Disabilities: Conceptual Issues. Physical Medicine and Rehabilitation Clinics of North America (2010) vol. 21 (2) pp. 375-382.

Boveris y Navarro. Brain mitochondrial dysfunction in aging. IUBMB Life (2008) vol. 60 (5) pp. 308-314.

Budson y Price. Memory dysfunction. N Engl J Med (2005) vol. 352 (7) pp. 692-9(75).

Cavalcante et al. Aortic Stiffness. JAC (2011) vol. 57 (14) pp. 1511-1522.

Chumlea et al. Body composition estimates from NHANES III bioelectrical impedance data. Int J Obes Relat Metab Disord (2002) vol. 26 (12) pp. 1596-609.

Collins R, Peto R, Armitage J. The MRC/BHF Heart Protection Study: preliminary results. Int J Clin Pract. 2002 Jan-Feb; 56(1):53-6.

Csiszar et al. Aging-induced proinflammatory shift in cytokine expression profile in coronary arteries. FASEB J (2003) vol. 17 (9) pp. 1183-5.

Csiszar et al. Differential proinflammatory and prooxidant effects of bone morphogenetic protein-4 in coronary and pulmonary arterial endothelial cells. Am J Physiol Heart Circ Physiol (2008) vol. 295 (2) pp. H569-77.

Darowski et al. Age-related differences in cognition: the role of distraction control. Neuropsychology (2008) vol. 22 (5) pp. 638-44.

de la Sierra A, Redon J, Banegas JR, Segura J, Parati G, Gorostidi M, de la Cruz JJ, Sobrino J, Llisterri JL, Alonso J, Vinyoles E, Pallarés V, Sarría A, Aranda P, Ruilope LM; Spanish Society of Hypertension Ambulatory Blood PressureMonitoring Registry Investigators. Prevalence and factors associated with circadian blood pressure patterns in hypertensive patients. Hypertension. 2009Mar;53(3):466-72.

Deng et al. New neurons and new memories: how does adult hippocampal neurogenesis affect learning and memory?. Nat Rev Neurosci (2010) vol. 11 (5) pp. 339-350 Ming y Song. Adult neurogenesis in the mammalian brain: significant answers and significant questions. Neuron (2011) vol. 70 (4) pp. 687-702.

Elia et al. Total energy expenditure in the elderly. Eur J Clin Nutr (2000) vol. 54 Suppl 3 pp. S92-103.

Eriksson et al. Neurogenesis in the adult human hippocampus. Nat Med (1998) vol. 4 (11) pp. 1313-7.

Flood et al. Age-related dendritic growth in dentate gyrus of human brain is followed by regression in the 'oldest old'. Brain Res (1985) vol. 345 (2) pp. 366-8.

Forrester JS, Libby P. The inflammation hypothesis and its potential relevance to statin therapy. Am J Cardiol. 2007 Mar 1; 99(5):732-8.

Forrester JS. Common ancestors: chronic progressive diseases have the same pathogenesis. Clin Cardiol. 2004 Apr; 27(4):186-90. PubMed PMID: 15119691.

Forrester JS. Toward understanding the evolution of plaque rupture: correlating vascular pathology with clinical outcomes. J Am Coll Cardiol. 2003 Nov 5; 42(9):1558-65.PMID: 14607439 [PubMed - indexed for MEDLINE].

Fortes et al. 2009. Las Personas Mayores en Chile: Situación, Avances y Desafíos del Envejecimiento y la Vejez. SENAMA. 1ra edición, Santiago de Chile, Maval. 1-155.

Franklin et al. Is pulse pressure useful in predicting risk for coronary heart Disease? The Framingham heart study. Circulation (1999) vol. 100 (4) pp. 354-60.

Gates et al. Human endothelial function and microvascular ageing. Exp Physiol (2009) vol. 94 (3) pp. 311-316.

Glisky E. Changes in Cognitive Function in Human Aging. En: Brain Aging: Models, Methods, and Mechanisms. Riddle DR, editor. Boca Raton (FL): CRC Press; 2007.

Heart Protection Study Collaborative Group. Randomized trial of the effects of cholesterol-lowering with simvastatin on peripheral vascular and other major vascular outcomes in 20,536 people with peripheral arterial disease and other high-risk conditions. J Vasc Surg. 2007 Apr; 45(4):645-654.

Herrera et al. Endothelial dysfunction and aging: an update. Ageing Res Rev (2010) vol. 9 (2) pp. 142-52.

Ingram et al. Dietary restriction benefits learning and motor performance of aged mice. J Gerontol (1987) vol. 42 (1) pp. 78-81.

Kaasinen et al. Age-related dopamine D2/D3 receptor loss in extrastriatal regions of the human brain. Neurobiol Aging (2000) vol. 21 (5) pp. 683-8.

Kaasinen y Rinne. Functional imaging studies of dopamine system and cognition in normal aging and Parkinson's disease. Neurosci Biobehav Rev (2002) vol. 26 (7) pp. 785-93.

Kail y Salthouse. Processing speed as a mental capacity. Acta Psychol (Amst) (1994) vol. 86 (2-3) pp. 199-225.

Lautenschlager et al. Effect of physical activity on cognitive function in older adults at risk for Alzheimer disease: a randomized trial. JAMA (2008) vol. 300 (9) pp. 1027-37.

Lazarov et al. When neurogenesis encounters aging and disease. Trends Neurosci (2010) vol. 33 (12) pp. 569-579.

Lazich I, Sarafidis P, de Guzman E, Patel A, Oliva R, Bakris G. Effects of combining simvastatin with rosiglitazone on inflammation, oxidant stress and ambulatory blood pressure in patients with the metabolic syndrome: the SIROCO study. Diabetes Obes Metab. 2012 Feb; 14(2):181-6.

Lechleitner. Obesity and the Metabolic Syndrome in the Elderly – A Mini-Review. Gerontology (2008) vol. 54 (5) pp. 253-259.

Lee y Oh. Aging and Arterial Stiffness. Circ J (2010) vol. 74 (11) pp. 2257-2262.

Lim et al. Sarcopenic Obesity: Prevalence and Association With Metabolic Syndrome in the Korean Longitudinal Study on Health and Aging (KLoSHA). Diabetes Care (2010) vol. 33 (7) pp. 1652-1654.

Lindenberger et al. The strong connection between sensory and cognitive performance in old age: not due to sensory acuity reductions operating during cognitive assessment. Psychology and Aging (2001) vol. 16 (2) pp. 196-205.

Mattson y Magnus. Ageing and neuronal vulnerability. Nat Rev Neurosci (2006) vol. 7 (4) pp. 278-94.

Moran C, Beare R, Phan TG, Bruce DG, Callisaya ML, Srikanth V; Alzheimer's Disease Neuroimaging Initiative (ADNI). Type 2 diabetes mellitus and biomarkersof eurodegeneration. Neurology. 2015 Sep.

Muoio y Newgard. Mechanisms of disease: Molecular and metabolic mechanisms of insulin resistance and beta-cell failure in type 2 diabetes. Nat Rev Mol Cell Biol (2008) pp.

O'Reilly DS, Upton MN, Caslake MJ, Robertson M, Norrie J, McConnachie A, attGC, Packard CJ; Midspan and WOSCOPS study groups. Plasma C reactive protein concentration indicates a direct relation between systemic inflammation and social deprivation. Heart. 2006 Apr; 92(4):533-5.

Preston. Ageing choroid plexus-cerebrospinal fluid system. Microsc Res Tech (2001) vol. 52 (1) pp. 31-37.

Rosenberg. Sarcopenia: origins and clinical relevance. J Nutr (1997) vol. 127 (5 Suppl) pp. 990S-991S.29.

Safar. Arterial aging-hemodynamic changes and therapeutic options. Nature Publishing Group (2010) vol. 7 (8) pp. 442-449.

Sawabe. Vascular aging: From molecular mechanism to clinical significance. Geriatrics & Gerontology International (2010) vol. 10 pp. S213-S220.

Schmidt R, Schmidt H, Curb JD, Masaki K, White LR, Launer LJ. Early inflammation and dementia: a 25-year follow-up of the Honolulu-Asia Aging Study. Ann Neurol. 2002 Aug; 52(2):168-74.

Schutz et al. Fat-free mass index and fat mass index percentiles in Caucasians aged 18-98 y. Int J Obes Relat Metab Disord (2002) vol. 26 (7) pp. 953-60.

Seidler et al. Motor control and aging: links to age-related brain structural, functional, and biochemical effects. Neurosci Biobehav Rev (2010) vol. 34 (5) pp. 721-33.

Shankar. Biology of aging brain. Indian J Pathol Microbiol (2010) vol. 53 (4) pp. 595-604. 52. Burke y Barnes. Neural plasticity in the ageing brain. Nat Rev Neurosci (2006) vol. 7 (1) pp. 30-40.

Sharpless y DePinho. How stem c ells age and why this makes us grow old. Nat Rev Mol Cell Biol (2007) vol. 8 (9) pp. 703-13.

Snowden et al. Effect of exercise on cognitive performance in community-dwelling older adults: review of intervention trials and recommendations for public health practice and research. Journal of the American Geriatrics Society (2011) vol. 59 (4) pp. 704-16.

Srikanth V, Maczurek A, Phan T, Steele M, Westcott B, Juskiw D, Münch G.Advanced glycation endproducts and their receptor RAGE in Alzheimer's disease.Neurobiol Aging. 2011 May; 32(5):763-77. doi:10.1016/j.neurobiolaging.2009.04.016. Epub 2009 May 22. Review. PubMed PMID: 19464758.

Thibault y Landfield. Increase in single L-type calcium channels in hippocampal neurons during aging. Science (1996) vol. 272 (5264) pp. 1017-20.

Valentijn et al. Change in sensory functioning predicts change in cognitive functioning: results from a 6-year follow-up in the maastricht aging study. Journal of the American Geriatrics Society (2005) vol. 53 (3) pp. 374-80.

Van Craenenbroeck y Conraads. Endothelial progenitor cells in vascular health: Focus on lifestyle. Microvascular Research (2010) vol. 79 (3) pp. 184-192.

Viljoen y Sinclair. Diabetes and insulin resistance in older people. Med Clin North Am (2011) vol. 95 (3) pp. 615-29, xi-ii.

Wager y Smith. Neuroimaging studies of working memory: a metaanalysis. Cogn Affect Behav Neurosci (2003) vol. 3 (4) pp. 255-74.

Zeyda y Stulnig. Obesity, inflammation, and insulin resistance--a minireview. Gerontology (2009) vol. 55 (4) pp. 379-86.

CUARTA PARTE: EL TESORO DE LA SALUD A TRAVÉS DE LA ALIMENTACIÓN

de Souza RJ, Mente A, Maroleanu A, Cozma AI, Ha V, Kishibe T, Uleryk E, Budylowski P, Schünemann H, Beyene J, Anand SS. Intake of saturated and trans unsaturated fatty acids and risk of all cause mortality, cardiovascular disease, and type 2 diabetes: systematic review and meta-analysis of observational studies. BMJ. 2015 Aug 11;351

Dell'Osso L, Carmassi C, Mucci F, Marazziti D. Depression, serotonin and tryptophan. Curr Pharm Des. 2015 Dec 13. [Epub ahead of print] PubMed PMID: 26654774

Devlin Thomas M. Textbook of Biochemistry with cliical Correlations. Fifth edition.2008. Pag 780-821.

EL equilibrio a través de la alimentación: Sentido común, Ciencia y filosofía Oriental. Olga Cuevas Fernández 384pags 1999

Juanola-Falgarona M, Salas-Salvadó J, Ibarrola-Jurado N, Rabassa-Soler A,Díaz-López A, Guasch-Ferré M, Hernández-Alonso P, Balanza R, Bulló M. Effect ofthe glycemic index of the diet on weight loss, modulation of satiety,inflammation, and other metabolic risk factors: a randomized controlled trial. Am J Clin Nutr. 2014 Jul; 100(1):27-35. doi: 10.3945/ajcn.113.081216. Epub 2014 Apr 30. PubMed PMID: 24787494.

Konishi K, Wada K, Tamura T, Tsuji M, Kawachi T, Nagata C. Dietary magnesiumintake and the risk of diabetes in the Japanese community: results from the Takayama study. Eur J Nutr. 2015 Dec 21. [Epub ahead of print] PubMed PMID: 26689794.

Larsson SC, Bergkvist L, Wolk A. Glycemic load, glycemic index and breast cancer risk in a prospective cohort of Swedish women. Int J Cancer. 2009 Jul 1;125(1):153-7. doi: 10.1002/ijc.24310. PubMed PMID: 19319984.

Mollica A, Mirzaie S, Costante R, Carradori S, Macedonio G, Stefanucci A,Dvoracsko S, Novellino E. Exploring the biological consequences of conformationalchanges in aspartame models containing constrained analogues of phenylalanine. J Enzyme Inhib Med Chem. 2015 Aug 26:1-11. [Epub ahead of print] PubMed PMID: 26308194.

Mollica A, Mirzaie S, Costante R, Carradori S, Macedonio G, Stefanucci A,Dvoracsko S, Novellino E. Exploring the biological consequences of conformational changes in aspartame models containing constrained analogues of phenylalanine. J Enzyme Inhib Med Chem. 2015 Aug 26:1-11. [Epub ahead of print] PubMed PMID: 26308194.

Narayanan NS, Guarnieri DJ, DiLeone RJ. Metabolic hormones, dopamine circuits,and feeding. Front Neuroendocrinol. 2010 Jan; 31(1):104-12.

doi:10.1016/j.yfrne.2009.10.004. Epub 2009 Oct 28. Review. PubMed PMID: 19836414; PubMed Central PMCID: PMC2813908.

Rajaie S, Azadbakht L, Saneei P, Khazaei M, Esmaillzadeh A. Comparative effects of carbohydrate versus fat restriction on serum levels of adipocytokines,markers of inflammation, and endothelial function among women with the metabolicsyndrome: a randomized cross-over clinical trial. Ann Nutr Metab.2013; 63(1-2):159-67. doi: 10.1159/000354868. Epub 2013 Sep 10. PubMed PMID: 24021709.

Shabbir F, Patel A, Mattison C, Bose S, Krishnamohan R, Sweeney E, Sandhu S,Nel W, Rais A, Sandhu R, Ngu N, Sharma S. Effect of diet on serotonergicneurotransmission in depression. Neurochem Int. 2013 Feb; 62(3):324-9. doi:10.1016/j.neuint.2012.12.014. Epub 2013 Jan 7. Review. PubMed PMID: 23306210.

Shabbir F, Patel A, Mattison C, Bose S, Krishnamohan R, Sweeney E, Sandhu S,Nel W, Rais A, Sandhu R, Ngu N, Sharma S. Effect of diet on serotonergic neurotransmission in depression. Neurochem Int. 2013 Feb;

Stanhope KL. Sugar consumption, metabolic disease and obesity: The state of the controversy. Crit Rev Clin Lab Sci. 2015 Sep 17:1-16. [Epub ahead of print]PubMed PMID: 26376619.

Stanhope KL. Sugar consumption, metabolic disease and obesity: The state of the controversy. Crit Rev Clin Lab Sci. 2015 Sep 17:1-16.

Steckhan N, Hohmann CD, Kessler C, Dobos G, Michalsen A, Cramer H. Effects of different dietary approaches on inflammatory markers in patients with metabolic syndrome: A systematic review and meta-analysis. Nutrition. 2015 Oct 28. Pii: S0899-9007(15)00402-5. doi: 10.1016/j.nut.2015.09.010. [Epub ahead of print]PubMed PMID: 26706026.

Taubes G. Cancer research. Cancer prevention with a diabetes pill? Science.
Tektonidis TG, Åkesson A, Gigante B, Wolk A, Larsson SC. A Mediterranean diet and risk of myocardial infarction, heart failure and stroke: A population-based

Yang TH, Hsu PY, Meng M, Su CC. Supplement of 5-hydroxytryptophan before induction suppresses inflammation and collagen-induced arthritis. Arthritis Res Ther. 2015 Dec 15; 17(1):364. doi: 10.1186/s13075-015-0884-y. PubMed PMID: 26669765.

APÉNDICE: EJERCICIO FÍSICO

Bourke L, Smith D, Steed L, Hooper R, Carter A, Catto J, Albertsen PC, Tombal B, Payne HA, Rosario DJ. Exercise for Men with Prostate Cancer: A Systematic Review and Meta-analysis. Eur Urol. 2015 Nov 26.

Coughlin SS, Smith SA. The Insulin-like Growth Factor Axis, Adipokines,Physical Activity, and Obesity in Relation to Breast Cancer Incidence and Recurrence. Cancer Clin Oncol. 2015;4(2):24-31.
Mishra SI, Scherer RW, Snyder C, Geigle PM, Berlanstein DR, Topaloglu O.Exercise interventions on health-related quality of life for people with cancer

Pedersen BK, Saltin B. Exercise as medicine - evidence for prescribing exercise as therapy in 26 different chronic diseases. Scand J Med Sci Sports.2015 Dec;25 Suppl 3:1-72.

Program in Colon Cancer Patients Undergoing Chemotherapy. Med Sci Sports Exerc.

Snowden et al. Effect of exercise on cognitive performance in community-dwelling older adults: review of intervention trials and recommendations for public health practice and research. Journal of the American Geriatrics Society (2011) vol. 59 (4) pp. 704-16.

van Vulpen JK, Velthuis MJ, Steins Bisschop CN, Travier N, van den Buijs BJ, Backx FJ, Los M, Erdkamp FL, Bloemendal HJ, Koopman M, de Roos MA, Verhaar MJ, Ten Bokkel-Huinink D, van der Wall E, Peeters PH, May AM. Effects of an Exercise 2015 Dec 21

www.ingramcontent.com/pod-product-compliance
Lightning Source LLC
Chambersburg PA
CBHW031631210526
45464CB00004B/1845